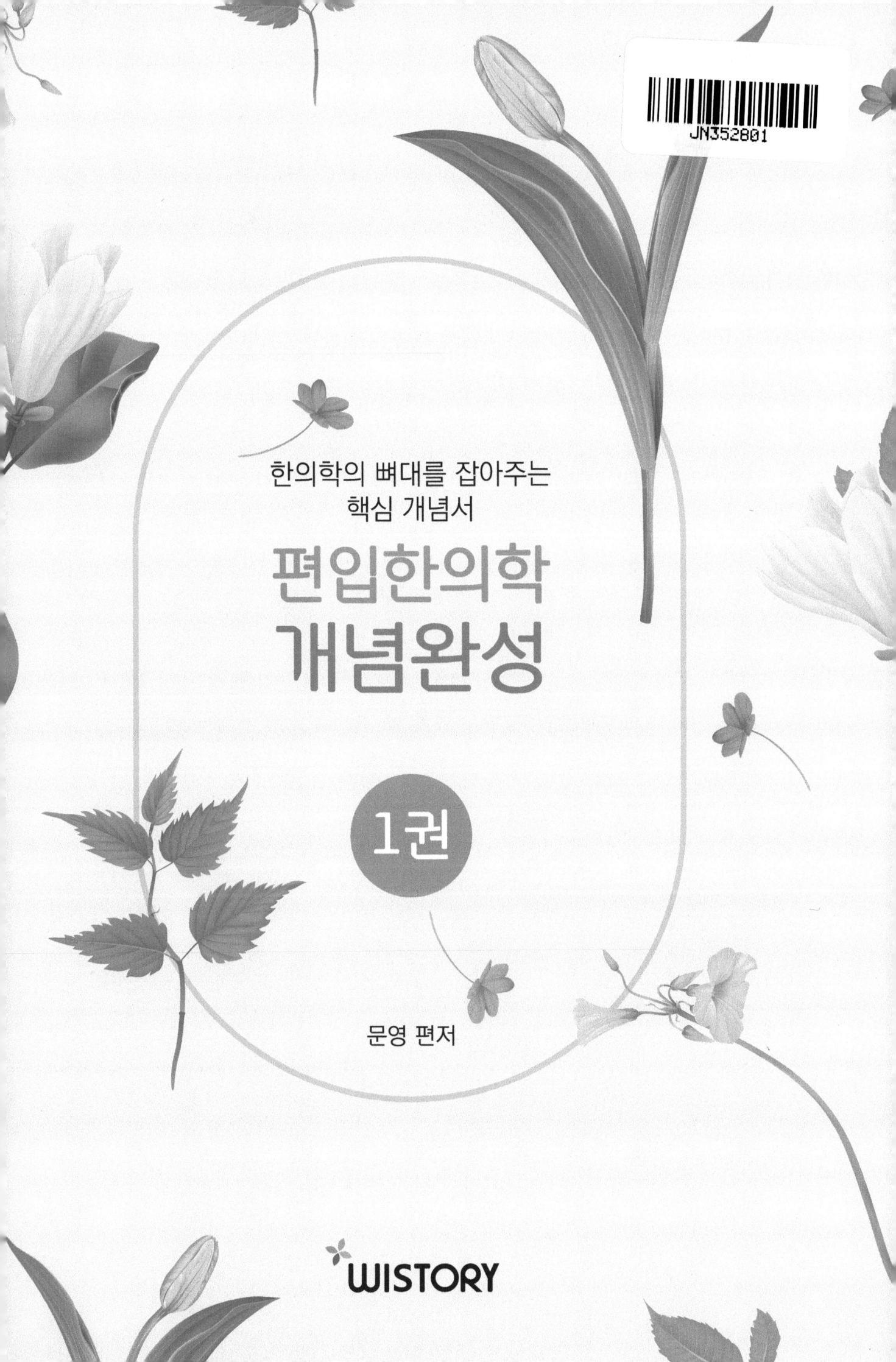

Chapter 01. 음양·오행
    1. 음양론   005
    2. 오행론   009

Chapter 02. 정·신·기·혈·진액
    1. 정   019
    2. 신   023
    3. 기   027
    4. 혈   033
    5. 진액   039

Chapter 03. 장상
    1. 오장   047
    2. 육부   063
    3. 기항지부   067

Chapter 04. 경락
    1. 십이경맥   077
    2. 기경팔맥   093

Chapter 01. 음양·오행

01. 음양론

01. 음양의 개념과 특성

1. 음양(陰陽)의 개념

① 존재하는 모든 것을 상반된 두 기운인 음(陰)과 양(陽)으로 인식하는 이분법적 세계관.

② 불(火)의 속성으로 대표되는 양(陽)은 불(火), 낮(日), 동(動), 경(輕), 강(剛), 열(熱), 명(明) 등을 그 속성으로 하고, 물(水)의 속성으로 대표되는 음(陰)은 물(水), 밤(夜), 정(靜), 중(重), 유(柔), 냉(冷), 암(暗) 등을 그 속성으로 한다.

③ 동양철학에서는 세계의 변화를 연속적으로 추동하는 두 가지 대립적 요소를 음(陰)과 양(陽)으로 본다. 陰陽이란 사물이나 현상을 표현하는 하나의 부호이며, 이는 하나의 본질은 반드시 양면성을 갖는다는 논리 체계이다. 동양철학에서는 인체를 우주의 축소판인 '소우주(小宇宙)'로 보았다.

④ 한의학은 동양철학을 바탕으로 발전되었기 때문에, 인체를 소우주로 보고 생리·병리를 비롯한 진단과 치료에 있어 모든 이론을 동양철학적 방법론인 음양론(陰陽論, 우주 변화의 원리)과 오행론(五行論)으로 설명한다.

⑤ 한의학에서는 陰陽이 서로 의존하고 협조하면서 체내 항상성을 유지한다고 본다. 거시적(巨視的)이고 동적(動的)인 관점을 중요시함으로써 근본적인 체내 생명력과 건강을 증진하는 데 중점을 둔다.
  ㉠ 혈압상승, 호르몬 분비 증가, 호흡 증가, 발열, 빈맥(頻脈) 등은 양(陽)적인 현상에 속한다.
  ㉡ 혈압강하, 호르몬 분비 감소, 호흡 감소, 오한, 서맥(徐脈) 등은 음(陰)적인 현상에 속한다.

2. 음양(陰陽)의 특성

① 陰과 陽은 이분법적 요소이지만 동시에 끊임없이 변화하고 다양한 형태로 상호 작용한다.
  ㉠ 대립제약 : 陰陽이 서로 대립하며 한쪽으로 치우침이 없도록 제약하고 이를 통해 조화를 이루는 것.
  ㉡ 호근호용 : 陰陽은 서로를 자기 존재의 전제조건으로 삼는다. 서로 비교되기 때문에 존재하는 것.
  ㉢ 소장평형 : 陰陽은 서로 강약을 반복하면서 동적평형을 유지한다. *소장(消長) = 성쇠(盛衰)
  ㉣ 상호전화 : 陰陽 중 어느 한쪽으로 치우침이 극에 달하면 반대 성질로 변화한다.

② 陰陽은 다음과 같은 속성들을 내포한다.
  ㉠ 상대성 : 陰陽은 절대적으로 정해진 것이 아니라, 관점에 따라 파악할 수 있는 상대적인 개념이다.
  ㉡ 보편성 : 세상의 모든 것들은 동전의 양면처럼 두 가지 상반되는 성질이 서로 동시에 존재한다.
  ㉢ 가분성 : 특정 대상의 陰陽속성을 확정했다고 하더라도, 그 안에서 또다시 陰陽을 나눌 수 있다.

③ 陰陽은 보는 관점에 따라 5가지의 다면적인 모습을 갖는다.
  ㉠ 전일(全一) : 陰陽은 유기적으로 연결된 하나의 통합된 완전체이다.
  ㉡ 대대(待對) : 모든 사물은 상대적으로 존재하기 때문에, 상대에 따라 陰과 陽으로 구분된다.
  ㉢ 통일(統一) : 陰陽은 어느 하나만으로는 독립적으로 존재할 수 없는 '상호동본'인 통일체다.
  ㉣ 분화(分化) : 모든 사물은 陰과 陽의 양면성을 가지며, 그 내부에도 陰과 陽의 대립을 내포한다.
  ㉤ 소장(消長) : 陰陽의 관계는 정지된 것이 아니라 계속하여 상호작용하면서 성장하고 소멸해간다.

※ 체내에서 陰陽의 생리기능: 陰者 藏精而起極也, 陽者 衛外而爲固也. 〈生氣通天論〉
※ 체내에서 陰陽의 병리변화: 陰勝則陽病 陽勝則陰病 陽勝則熱 陰勝則寒. 〈陰陽應象大論〉
　　　　　　　　　　　　　　陽虛則外寒, 陰虛則內熱, 陽盛則外熱, 陰盛則內寒. 〈調經論〉

6

3. 음양의 속성과 관련된 원문

① 음양의 상대성(相對性)을 나타내는 원문
- 天地者, 萬物之上下也. 陰陽者, 血氣之男女也. 左右者, 陰陽之道路也. 水火者, 陰陽之徵兆也. 陰陽者, 萬物之能始也. 〈陰陽應象大論〉
- 上爲陽, 下爲陰, 右爲陰, 左爲陽, 內爲陰, 外爲陽, 東南爲陽, 西北爲陰.
- 熱爲陽, 寒爲陰, 剛爲陽, 柔爲陰, 輕淸爲陽, 重濁爲陰. 晝爲陽, 夜爲陰, 春夏爲陽, 秋冬爲陰.

② 음양의 보편성(普遍性)을 나타내는 원문
- 陰陽者 天地之道也 萬物之綱紀 變化之父母 生殺之本始 神明之府也 治病必求於本. 〈陰陽應象大論〉
- 夫四時陰陽者, 萬物之根本也 … 故陰陽四時者, 萬物之終始也, 死生之本也. 〈四氣調神大論〉
- 萬物負陰而抱陽. 〈道德經〉

③ 음양의 가분성(可分性)을 나타내는 원문
- 平旦至日中 天之陽 陽中之陽也, 日中至黃昏 天之陽 陽中之陰也, 合夜至雞鳴 天之陰 陰中之陰也, 雞鳴至平旦 天之陰 陰中之陽也. 故人亦應之. 夫言人身之陰陽, 則背爲陽 腹爲陰. 言人身之藏府中陰陽, 則藏者爲陰 府者爲陽. 肝心脾肺腎五藏 皆爲陰, 膽胃大腸小腸膀胱三焦六府 皆爲陽 … 故背爲陽 陽中之陽 心也, 背爲陽 陽中之陰 肺也, 腹爲陰 陰中之陰 腎也, 腹爲陰 陰中之陽 肝也, 腹爲陰 陰中之至陰 脾也. 〈金匱眞言論〉

4. 음양의 상호작용 유형과 관련된 원문

① 음양의 대립제약(對立制約) 관계를 나타내는 원문
- 寒者熱之 熱者寒之. 〈至眞要大論〉
- 動極者鎭之以靜 陰亢者勝之以陽. 〈生氣通天論〉
- 陽病治陰 陰病治陽. 〈至眞要大論〉
- 益火之源 以消陰翳, 壯水之主 以制陽光. 故曰求其屬也. 〈素問; 王冰次注本〉

② 음양의 호근호용(互根互用) 관계를 나타내는 원문
- 陰者 藏精而起極也, 陽者 衛外而爲固也. 〈生氣通天論〉
- 陰在內 陽之守也, 陽在外 陰之使也. 〈陰陽應象大論〉
- 陽根于陰 陰根于陽. 無陽則陰無以生 無陰則陽無以化. 〈醫貫〉

③ 음양의 소장평형(消長平衡) 관계를 나타내는 원문
- 陽氣者 一日而主外. 平旦人氣生 日中而陽氣隆 日西而陽氣已虛 氣門乃閉. 〈生氣通天論〉
- 陽長陰消 陰長陽消. 〈陰陽應象大論〉
- 陽生陰長 陽殺陰藏. 〈陰陽應象大論〉

④ 음양의 상호전화(相互轉化) 관계를 나타내는 원문
- 重陰必陽 重陽必陰 … 重寒則熱 重熱則寒. 〈陰陽應象大論〉
- 寒極生熱, 熱極生寒. 〈陰陽應象大論〉
- 物之生從於化 物之極由乎變 (物生謂之化 物極謂之變). 〈六微旨大論〉

Chapter 01. 음양·오행

02. 오행론

02. 오행의 개념과 특성

1. 오행의 개념

① 동양철학에서 만물을 이루는 다섯 가지 원소(五行, Five elements of the universe)를 의미한다.

② 자연계에 존재하는 만물은 五行 변화에 의해 동적평형을 유지하며 생성과 소멸을 반복한다고 본다.

③ 五行은 陰陽과 함께 동양철학의 근간을 이루며, 한의학은 동양철학적인 방법에 근거를 두고 발전했기 때문에 한의학(또는 동양의학)에서 음양오행설은 이론적 토대가 된다.

④ 음양론이 자연계와 인간에서 일어나는 모든 현상을 陰과 陽 두 원리의 소장(消長; Energy fluctuation)으로 설명하는 학설이라면, 오행설은 陰陽이 상호 작용할 때 자연계에 나타나는 생성(生成)·소멸(消滅) 변화의 모습을 해석하기 위한 방법론적 수단이다.

⑤ 사물들 사이의 역동적인 상호관계, 그 생성과 소멸의 변화를 해석하기 위해 목(木), 화(火), 토(土), 금(金), 수(水)의 5가지 상징적인 부호를 사용했다. 오행은 형질(形質; trait)과 상(像; form)을 대표한다.

2. 오행의 특성

① 목(曲直) : 이동(移動), 신장(伸張), 생장(生長), 승발(升發), 조달(條達), 서창(舒暢).
  - 정약용의 《尙書》〈洪範〉편(이하 "상서·홍범")에서 나무의 특성을 '목왈곡직(木曰曲直)'으로 표현했다. 여기서 '곡(曲)'은 굽히다(屈)는 뜻이고, '직(直)'은 펴다(伸)는 뜻이다. 즉 '곡직(曲直)'은 나무의 성장 형태를 가리키는 것으로써, 나뭇가지의 생장함이 부드럽고 온화하며, 구부러지고 펴지는 과정을 통해 위로 향하고 밖으로 넓어지는 특성이 있음을 뜻한다. 이러한 나무의 특성 때문에 성장하고 발육하며 순조롭게 조화되어 서로 통하게 하는 작용과 성질을 가진 사물을 목(木)에 귀속시킨다. 따라서 모든 이동, 신장, 생장, 승발, 조달, 서창 하는 작용을 가진 사물은 목(木)에 속한다.

② 화(炎上) : 온열(溫熱), 적명(赤明), 화물(化物), 향상(向上), 증등(蒸騰).
  - 정약용의 "상서·홍범"에서 화의 특성을 '화왈염상(火曰炎上)'으로 표현했다. 여기서 '염(炎)'은 불타는 것, 맹렬함을 의미하며 '상(上)'은 상승한다는 뜻이다. 즉 '염상(炎上)'은 불의 따뜻한 열에너지와 이것이 상승하는 특성이 있음을 가리킨다. 촛불이 연소할 때 항상 뾰족하게 위로 향하는 것을 떠올려보자. 촛불이 연소하면서 생긴 열에 의해 공기가 대류하면서 불꽃은 늘 위로 향하게 된다. 따라서 온열(溫熱), 상승(上昇), 상향(上向)하는 성질이나 작용을 가진 사물은 모두 화(火)에 속한다.

③ 토(稼穡) : 승재(承載), 수납(受納), 재물(載物), 생화(生化).
  - 정약용의 "상서·홍범"에서 토의 특성을 '토왈가색(土曰稼穡)'으로 표현했다. 여기서 '가(稼)'는 곡물의 씨앗을 뿌리는 것이며, '색(穡)'은 수확하고 거두어들이는 것을 의미한다. 즉 '가색(稼穡)'은 곡물을 기르고 수확하는 곡식농사를 의미하는데, 오행 이론이 등장한 시대는 농업사회였으므로 만물은 土에서 비롯된다고 보았다. 토(土)를 만물의 어머니로 여겼기 때문에 나머지 사행(四行; 오행 중 土를 제외한 나머지)을 싣고 있다고 표현했다. 따라서 만물을 거두어 기르는 작용의 승재(承載), 재물(載物), 수납(受納), 생화(生化) 등의 성질이나 작용을 갖는 사물은 모두 토(土)에 속한다.

④ 금(從革) : 변혁(變革), 숙살(肅殺), 음성(音聲), 하강(下降), 결정(潔淨).
- 정약용의 "상서·홍범"에서 금의 특성을 '금왈종혁(金曰從革)'으로 표현했다. '종(從)'은 말미암다, 기인하다(由)는 뜻으로 金의 기원을 의미하며, '혁(革)'은 변혁의 뜻을 의미한다. 따라서 '종혁(從革)'은 금이 변혁을 통해 생산된 것임을 의미하는데, 이는 자연 상태로 존재하는 금속은 매우 적고, 대부분의 금속은 모두 광석에서 야금과 연단을 거쳐 가공 및 생산된 것이기 때문이다. 일반적으로 광석은 土에 묻혀 있으며, 이를 꺼내 일련의 가공과정인 '변혁'을 거쳐 만들어진 것이 금속이므로 土가 金을 만들어낸다고도 표현할 수 있다. 이러한 견해를 '혁토생금(革土生金)'이라 한다. 금의 성질은 무겁고 단단하며 깨끗하고, 전쟁이 빈발하던 당시에는 주로 살육하는 용도로 쓰였으므로 모든 수렴(收斂), 숙살(肅殺), 침강(沈降) 등의 성질이나 작용을 가진 사물은 모두 금(金)에 속한다.

⑤ 수(潤下) : 자윤(滋潤), 한랭(寒冷), 취하(就下), 폐장(閉藏), 하류(下流).
- 정약용의 "상서·홍범"에서 수의 특성을 '수왈윤하(水曰潤下)'로 표현했다. 여기서 '윤(潤)'이란 조습(燥濕), 자윤(滋潤), 유윤(濡潤)의 뜻이고, '하(下)'는 아래로 향하거나 혹은 높은 곳에서 아래로 내려간다는 뜻이다. 따라서 '윤하(潤下)'란 적시어 내린다는 뜻으로, 물이 촉촉하게 사물을 적시며 아래로 흐르는 모습을 나타낸다. 물의 이러한 특성 때문에 모든 한량(寒涼)하고 자윤(滋潤)하고 하행(下行)하는 작용과 물이 담겨있는 모습인 폐장(閉藏; hold)의 성질을 가진 사물은 수(水)에 속한다.

3. 오행 사이의 생리적 관계
① 상생(相生): 오행이 서로 생하는 관계. "難經"에서는 어머니와 자식의 관계라고 했다.
② 상극(相剋): 오행이 서로 극하는 관계. 오행 사이의 편향된 지나침을 견제하고 방지하는 작용.
③ 제화(制化): 오행 상호 간 상생과 상극 관계를 통해 정상적인 상대적 균형을 유지하는 것.

4. 오행 사이의 병리적 관계
① 상승(相乘): 相剋함이 지나쳐 병적으로 제약하고 억제하는 관계. 태과와 불급의 두 가지 원인이 있다.
  ㉠ 태과(太過): 克하는 쪽의 힘이 지나치게 강해서 상극하는 상대를 과하게 억제하여 일어나는 현상.
  - 목승토(木乘土): 좁은 땅에 나무가 너무 많아 木이 土를 상하는 경우.
  - 화승금(火乘金): 불이 너무 강해서 쇠를 연장으로 만들지 못하고 녹여버리는 경우.
  - 토승수(土乘水): 흙만 많고 물이 너무 없어 생명이 살 수 없는 척박한 사막이 되는 경우.
  - 금승목(金乘木): 쇠톱으로 가지치기를 너무 많이 해서 나무가 손상되어 죽는 경우.
  - 수승화(水乘火): 물이 많은 곳에 열기가 부족하면 물이 얼어버려 제 기능을 할 수 없는 경우.
  ㉡ 불급(不及): 克을 받는 쪽의 힘이 너무 약해서 억제상태를 이기지 못해 발생하는 현상.
  - 토허목승(土虛木乘): 정상적인 木克土이나 土자체가 허해져 상대적으로 克이 심하다고 인지한 경우.
  - 금허화승(金虛火乘): 정상적인 火克金이나 金자체가 허해져 상대적으로 克이 심하다고 인지한 경우.
  - 수허토승(水虛土乘): 정상적인 土克水이나 水자체가 허해져 상대적으로 克이 심하다고 인지한 경우.
  - 목허금승(木虛金乘): 정상적인 金克木이나 木자체가 허해져 상대적으로 克이 심하다고 인지한 경우.
  - 화허수승(火虛水乘): 정상적인 水克火이나 火자체가 허해져 상대적으로 克이 심하다고 인지한 경우.

② 상모(相侮): 제약을 받던 쪽이 반대로 제약하는 비정상적인 관계. = 반극(反克), 반모(反侮)
 - 정상적 관계는 木克土이나, 토모목(土侮木)하는 경우. 너무 단단한 땅은 나무가 뚫고 나오지 못한다.
 - 정상적 관계는 火克金이나, 금모화(金侮火)하는 경우. 촛불로는 쇳덩이를 녹일 수 없다.
 - 정상적 관계는 土克水이나, 수모토(水侮土)하는 경우. 장마철에는 흙이 물에 씻겨 내려간다.
 - 정상적 관계는 金克木이나, 목모금(木侮金)하는 경우. 작은 과도로는 큰 나무를 자를 수 없다.
 - 정상적 관계는 水克火이나, 화모수(火侮水)하는 경우. 뜨거운 열기는 물을 모두 증발시킬 수 있다.
③ 승복(勝復): 운기(運氣) 용어. 기후의 변화인 승기(勝氣)와 복기(復氣)의 관계를 이르는 말.

[표 1. 인체에 배속시킨 오행 속성]

	목(木)	화(火)	토(土)	금(金)	수(水)
육장(六臟)	간	심/심포	비	폐	신
육부(六腑)	담	소장/삼초	위	대장	방광

5. 오행 관계로 보는 질병의 이해

① 수극화(水克火)에 문제가 생긴 경우
- 생리적(정상)상태: 수극화(水克火)
- 병리적(질병)상태: 수승화(水乘火)하고, 동시에 수모토(水侮土)할 수 있다.
- 질환 예시: 부신피질기능항진증(hyperadrenocorticism)에 의한 심부전, 고혈압 등의 심기능 저하는 수승화(水乘火)의 병리상태로 볼 수 있다. 腎臟과 副腎은 모두 오행 중 水에 속하고, 心臟은 火에 속하기 때문에, 腎(水)의 기능이 병적으로 항진되면 수극화(水克火)가 지나쳐 心(火) 기능에 장애가 초래된다. 또 동시에 상모(相侮)현상이 발생하여 토극수(土克水)가 거꾸로 수극토(水克土)하게 되는데, 이 경우는 신장병이 土에 귀속되는 장기인 脾(또는 脾胃, 소화계를 지칭)에 영향을 미치게 된다. 부신항진증에 의한 합병증의 하나로 비장종대, 인슐린 저항성의 증가, 췌장의 기능 저하 등이 나타나는 경우이다.
 (※ 한의학의 비장은 膵臟과 脾臟, 胃의 기능을 일부 포함하는 개념이다.)

② 화극금(火克金)에 문제가 생긴 경우
- 생리적(정상)상태: 화극금(火克金)
- 병리적(질병)상태: 화승금(火乘金)하고, 동시에 화모수(火侮水)할 수 있다.
- 질환 예시: 본래 폐의 온도는 심장보다 5도 정도 낮으나, 만성 스트레스 상황으로 심장의 열이 심해진 경우(心火, 교감신경 항진) 폐포가 건조해지고 폐기능이 저하되어 폐결핵, 만성폐쇄성폐질환(COPD)이 발생할 수 있다. 이는 화승금(火乘金)의 병리상태로 볼 수 있으며, COPD 환자는 흔히 울화병(스트레스)이 원인이 되는 경우가 많으므로 심장열(心火)을 내려주는 것이 치료에 도움이 된다. 또한 이런 만성적인 스트레스는 심장의 허열(虛熱)로 인해 부신(副腎)기능 저하를 동반할 수 있으며, 腎(水)에 귀속되는 신체 부위인 귀(耳)에 이명, 난청과 같은 문제를 일으켜 화모수(火侮水)의 병리상태를 나타낼 수 있다.

③ 금극목(金剋木)에 문제가 생긴 경우
- 생리적(정상)상태: 금극목(金剋木)
- 병리적(질병)상태: 금승목(金乘木)하고, 동시에 금모화(金侮火)할 수 있다.
- 질환 예시: 폐(肺)기능 장애가 간(肝)질환과 동반되는 간폐증후군(Hepatopulmonary syndrome)의 경우 肺(金)가 肝(木)을 승(乘)한 경우로 볼 수 있다. 한의학에서 간폐(肝肺)는 氣가 승강(升降)하도록 하는 외륜(外輪)이 되고, 肝은 정서적 긴장도와 관련이 있는데, 체내에서 氣를 아래로 보내주는 肺氣에 장애가 생기면, 체내에서 氣를 위로 올려주는 肝氣 또한 장애를 받아 기운이 잘 돌지 않고 뭉치게 된다. 이는 정서적 긴장도를 높여 신경과민, 자율신경 실조증 등의 스트레스성 질환을 유발할 수 있다. 또한 폐질환은 흔히 심장 질환을 동반하는데 만성 폐쇄성 폐질환(COPD)이 부정맥, 협심증, 심근경색증과 같은 심장 합병증을 일으키는 경우를 肺(金)가 心(火)을 반대로 극한 경우(金侮火; 相侮)라고 볼 수 있다.

④ 목극토(木剋土)에 문제가 생긴 경우
- 생리적(정상)상태: 목극토(木剋土)
- 병리적(질병)상태: 목승토(木乘土)하고, 동시에 목모금(木侮金)할 수 있다.
- 질환 예시: 정서적 긴장도와 밀접한 관련이 있는 肝氣가 원활히 소통되지 못하면 체내에서 氣가 순환하지 못하고 한 곳에 뭉치게 되는데(肝氣鬱結), 이는 土의 장부인 脾(脾胃; 소화계)의 기능 장애를 유발하여 스트레스성 소화불량(肝脾不和) 증상을 유발하므로 목승토(木乘土)한 경우이다. 목모금(木侮金)의 경우는 肝(木)이 肺(金)기능 장애를 유발하는 경우인데, 위에서 언급한 간폐증후군의 경우를 들 수 있다.

⑤ 토극수(土剋水)에 문제가 생긴 경우
- 생리적(정상)상태: 토극수(土剋水)
- 병리적(질병)상태: 토승수(土乘水)하고, 동시에 토모목(土侮木)할 수 있다.
- 질환 예시: 土의 장기는 脾(脾胃)이며, 한의학에서는 膵臟과 脾臟, 胃의 기능을 일부 포함하는 개념이다. 소화기관으로 이해하면 쉬운데, 체질에 맞지 않는 음식이나 과도한 가공식품 섭취 등 잘못된 식습관으로 인해 발생하는 면역저하, 부신기능저하증, 신장성 고혈압 등이 脾(土)가 腎(水)를 승(乘)해서 나타나는 경우이다. 또한 이러한 잘못된 식습관이 비알코올성 지방간을 유발하는 경우와 음주에 의한 알콜성 간염 등의 경우는 脾(土)가 肝(木)을 반대로 극한 경우(土侮木; 相侮)라고 볼 수 있다.

※ 한의학적 개념의 장기(臟器)

: 현대의 해부생리학적인 관점에서 본 장기의 개념보다 더 포괄적이고 확장된 개념으로, 그 외연이 넓다. 한의학에서는 각 장기를 그와 밀접하게 연관된 여러 세포·조직에서부터 정신 현상까지 통틀어 가리키는 개념으로 사용하기 때문에, '계(系, system)'라는 표현을 쓴다. 이는 서로 밀접하게 연계된 신체적인 회로를 의미하는데, 예를 들어 '폐계(肺系)'는 폐와 기관지, 후두, 코 등의 호흡기계통을 통틀어서 일컫는 말로, 폐와 그 부속기관을 포함하는 개념이다. 한의학에서 장기를 이렇게 포괄적인 의미로 사용하는 이유는 '관계'에 대한 강조 때문이다. 크게는 인간과 자연의 관계, 작게는 체내 조직·기관들의 관계를 강조하는 정체관(整體觀, holism)은 한의학의 근간을 이루는 유기체적(Organismic) 세계관이다.

6. 오행 관계를 응용한 치료법

① 상생(相生)원리를 이용한 치료법
  ㉠ 자수함목(滋水涵木): 신음(腎陰)을 자양하여 간양(肝陽)이 항진된 것을 치료하는 방법.
  ㉡ 익화생토(益火生土): 화를 心火/相火로 보는 관점에 따른 **心脾**관계 또는 **腎脾**관계 치료법.
  ㉢ 배토생금(培土生金): 토(土)는 비(脾), 금은 폐(肺)를 지칭. 보비익폐(補脾益肺)라고도 한다.
  ㉣ 금수상생(金水相生): 폐금(肺金)이 신수(腎水)를 발생시키고 자양하는 관계를 이용한 치료법.

② 상극(相剋)원리를 이용한 치료법
  ㉠ 억목부토(抑木扶土): 간기가 지나쳐 비위를 상할 때 간기를 사하고 비위를 보하는 방법.
  ㉡ 배토제수(培土制水): 비위의 운화기능을 보해서 체내 수습(水濕)을 제거하는 치료법.
  ㉢ 좌금평목(佐金平木): 폐금의 숙강기능을 도와서 간기가 치밀어오르는 것을 치료하는 방법.
  ㉣ 사남보북(瀉南補北): 심화(心火)가 성한 것은 없애고 신음(腎陰)이 허한 것은 보하는 치료법.

7. 오행귀류표

① 자연계의 오행배속

		木	火	土	金	水
自然	尙書 洪範	**曲直** 易動, 伸長 生長, 升發 條達, 舒暢.	**炎上** 溫熱, 赤明, 化物, 向上, 蒸騰.	**稼穡** 生化, 載物.	**從革** 肅殺, 變革, 音聲 下降, 潔淨.	**潤下** 滋潤, 寒冷, 就下, 閉藏, 下流.
	五方	東	南	中	西	北
	五時	春	夏	長夏(四季)	秋	冬
	時間	後半夜,(平旦)	上午, (日中)	(日西)	下午, (日入)	前半夜, (夜半)
	五氣	風	暑(熱)	濕	燥	寒
	五氣(五氣)	端(柔)	高(息)	平(充)	潔(成)	明(堅)
	五化	生	長	化	收	藏
	性	溫	熱	平	涼	寒
	色	靑	赤	黃	白	黑
	味	酸(收,澁)	苦(堅,燥,瀉)	甘(緩,和,補)	辛(潤,散,橫行)	鹹(軟,下)
	音	角	徵치	宮	商	羽
	五役	色	臭	味	聲	液
	數	3,8	2,7	5,10	4,9	1,6

② 기후의 오행배속

		木	火	土	金	水
氣候	令(時令)	宣發(風)	鬱蒸(熱)	雲雨(濕)	霧露(燥)	閉塞, 霰雪(寒)
	政	發散(散)	明曜(明)	安靜(謐)	勁肅(勁)	流演(靜)
	化	生榮(榮)	蕃茂(茂)	豊滿(盈)	堅斂(斂)	凝堅(肅)

③ 인체의 오행배속

		肝 陰中之陽 弦(弦細而長) 腋	心 陽中之陽 鉤,洪(浮大而數) 肘	脾 至陰 代,緩(和緩而大) 股	肺 陽中之陰 毛(浮短而濇) 肘	腎 陰中之陰 石(沈濡而滑) 膕
人體	臟脈 有邪					
	腑	膽	小腸	胃	大腸	膀胱
	五輸穴	井穴(出) 心下滿	榮(溜) 身熱	輸(注) 體重節痛	經(行) 喘咳寒熱	合(入) 逆氣而泄
	五精(五神)	魂 隨神往來 神氣之輔弼	神 兩精相搏 精氣之化成	意 心有所憶 記而不忘者	魄 幷精出入 精氣之匡佐	志 意之所存 專意而不移者
	五種機能 五種官能	發生 衝動	推進 神明	統合 人格	抑制 檢閱	沈靜 作强
	志(情)	怒則氣上 興奮 血鬱	喜則氣緩 弛緩 血和	思則氣結 鬱欲 血留	憂則氣沈(悲) 緊張 血凝	恐則氣下 沈靜 血逆
	五體(形體)	筋	脈	肉	皮毛	骨
	官竅(主)	目	舌	口	鼻	耳
	五支	爪	毛	乳	息	髮
	五液	淚(泣)	汗	涎	涕	唾
	五聲	呼	笑(言)	歌	哭	呻
	五華	爪(筋之餘)	面	脣	皮毛	髮(血之餘)
	五輪	風	血	肉	氣	水
	五變(變動)	握	憂	噦	欬(咳)	慄(栗)
	構成	血	神	津液	氣	精

④ 기타 사물의 오행배속

五運 三氣 之紀	平氣	敷和	升明	備化	審平	靜順
	不及之氣	委和	伏明	卑監	從革	涸流
	太過之氣	發生	赫曦	敦阜	堅成	流衍
天干 地支	天干(兄弟)	甲乙	丙丁	戊己	庚辛	壬癸
	天干(夫婦)	丁壬	戊癸	甲己	乙庚	丙辛
	地支五行配屬	寅卯	巳午	辰戌丑未	申酉	亥子
旺相論	*기준: 五臟	旺(我)	休(我生)	囚(我克)	死(克我)	相(生我)
五邪	*기준: 肝	正邪 (自病者)	實 (從前來者)	微 (從所勝來者)	賊 (從所不勝來者)	虛 (從後來者)
萬物	五穀	麥,麻	黍(禾),麥	稷,粟	稻	豆
	五果	李	杏	棗	桃	栗
	五畜	鷄	羊	牛	馬	彘
	形	枝葉	花	莖	果	根仁
	五菜	韮,韭	薤	葵	蔥	藿
	蟲	毛	羽	倮	介	鱗
	五用	動	躁	化	固	藏
	五性	暄	暑	靜兼	凉	凜
	臭	臊	焦	香	腥	腐
그 외	五畏	淸凉	寒	風	熱	濕
	五德	和	顯	濡	淸	寒
	五眚	隕	燔炳	淫潰	蒼落	冰雹
	五星	歲星	熒惑星	鎭星	太白星	辰星

8. 오행론의 응용: 왕상론(旺相論; 旺相休囚死)과 오사(五邪)

① 왕상론(旺相論): 계절에 따른 오장(五臟) 기운의 강약을 설명하는 이론. 질병의 예후를 추론할 때 사용. 오장(五臟) 기운의 소장(消長)을 왕(旺)·상(相)·사(死)·수(囚)·휴(休) 5단계로 나눈다.

㉠ 왕(旺): 我라고 한다. 기운이 최대한 발휘되는 왕성한 시기. 나와 같은 오행일 때를 말한다.
㉡ 상(相): 生我者라고 한다. 계절의 도움을 받는 시기. 나를 생(生)하는 오행일 때를 말한다.
㉢ 사(死): 克我者라고 한다. 계절적으로 제한을 받는 시기. 나를 극(剋)하는 오행일 때를 말한다.
㉣ 수(囚): 我克者라고 한다. 계절의 기운을 조절해야 하는 시기. 내가 극(剋)하는 오행일 때를 말한다.
㉤ 휴(休): 我生者라고 한다. 계절의 기운을 돕는 시기. 내가 생(生)하는 오행일 때를 말한다.

[표 2. 한의학에서 旺相休囚死의 응용표]

	봄(春)	여름(夏)	장하(長夏)	가을(秋)	겨울(冬)
肝(木) 風	旺	休	囚	死	相
心(火) 熱	相	旺	休	囚	死
脾(土) 濕	死	相	旺	休	囚
肺(金) 燥	囚	死	相	旺	休
腎(水) 寒	休	囚	死	相	旺

② 오사(五邪): 오행속성과 유관한 다섯 가지 병인(病因)으로 허사, 실사, 적사, 미사, 정사가 있다.

㉠ 虛邪(從後來者): 모병급자(母病及子)의 관계로 병이 전해질 때의 사기(邪氣, pathogen)를 말한다.
　　　예) 간(肝)의 병이 심(心)에 전해질 때.
㉡ 實邪(從前來者): 자병범모(子病犯母)의 관계로 병이 전해질 때의 사기(邪氣, pathogen)를 말한다.
　　　예) 신(腎)에 생긴 병이 간(肝)에 전해질 때.
㉢ 賊邪(從所不勝來者): 오행의 상승(相乘) 관계로 병이 전해질 때의 사기(邪氣, pathogen)를 말한다.
　　　예) 간(肝)에 생긴 병이 비(脾)에 전해질 때.
㉣ 微邪(從所勝來者): 오행의 상모(相侮) 관계로 병이 전해질 때의 사기(邪氣, pathogen)를 말한다.
　　　예) 비(脾)에 생긴 병이 간(肝)에 전해질 때.
㉤ 正邪(自病者): 어느 한 곳의 장기에 병을 일으킨 사기(邪氣, pathogen)를 말한다.

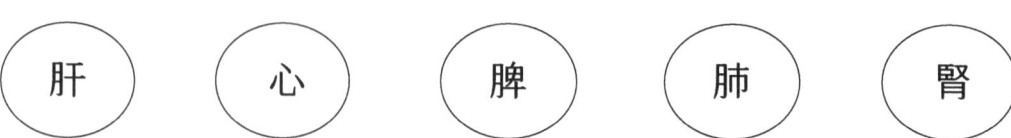

03. 단원별 암기내용

※ 음양오행에서 꼭 외워야 할 원문들

① 〈異法方宜論〉

黃帝問曰 醫之治病也 一病而治各不同 皆愈何也? 岐伯對曰 地勢使然也.

·故東方之域 天地之所始生也 魚鹽之地 海濱傍水 其民食魚而嗜鹹 皆安其處 美其食, 魚者使人熱中 鹽者 勝血 故其民皆黑色疎理 其病 皆爲癰瘍, 其治宜砭石 故砭石者 亦從東方來.

·西方者 金玉之域 沙石之處 天地之所收引也, 其民陵居而多風 水土剛强 其民不衣而褐薦 其民華食而脂肥 故 邪不能傷其形體 其病生於內, 其治宜毒藥 故毒藥者 亦從西方來.

·北方者 天地所閉藏之域也 其地高陵居 風寒氷冽, 其民樂野處而乳食 藏寒 生滿病, 其治宜灸焫 故灸焫者 亦從北方來.

·南方者 天地所長養 陽之所盛處也 其地下 水土弱 霧露之所聚也, 其民嗜酸而食胕, 故其民 皆緻理而赤色 其病攣痺 其治宜微鍼 故九鍼者 亦從南方來.

·中央者 其地平以濕 天地所以生萬物也衆, 其民 食雜而不勞 故其病多痿厥寒熱, 其治宜導引按蹻 故導引按蹻者 亦從中央出也.

② 〈金匱眞言論〉

·故春善病鼽衄, 仲夏善病胸脇, 長夏善病洞泄·寒中, 秋善病風瘧, 冬善病痺厥.

·陰中有陰 陽中有陽, 平旦至日中 天之陽 陽中之陽也, 日中至黃昏 天之陽 陽中之陰也, 合夜至鷄鳴 天之陰 陰中之陰也, 鷄鳴至平旦 天之陰 陰中之陽也.

③ 〈脈要精微論〉

·春應中規, 夏應中矩, 秋應中衡, 冬應中權.

·春日浮 如魚之游在波, 夏日在膚 泛泛乎萬物有餘, 秋日下膚 蟄蟲將去, 冬日在骨 蟄蟲周密 君子居室.

·頭者精明之府 頭傾視深 精神將奪矣. 背者 胸中之府 背曲肩隨 府將壞矣. 腰者 腎之府 轉搖不能 腎將憊矣. 膝者筋之府 屈伸不能 行則僂附 筋將憊矣. 骨者髓之府 不能久立 行則振掉 骨將憊矣.

④ 〈四氣調神大論〉

·春三月 此謂發陳, 天地俱生 萬物以榮, 夜臥蚤起 廣步於庭, 被髮緩形 以使志生, 生而勿殺 予而勿奪 賞而勿罰, 此春氣之應 養生之道也, 逆之則傷肝 夏爲寒變 奉長者少, 逆之則傷肝 夏爲寒變 奉長者少.

·夏三月 此謂蕃秀, 天地氣交 萬物華實, 夜臥蚤起 無厭於日, 使志無怒 使華英成秀, 使氣得泄 若所愛在外, 此夏氣之應 養長之道也, 逆之則傷心 秋爲痎瘧 奉收者少 冬至重病.

·秋三月 此謂容平, 天氣以急 地氣以明, 蚤臥蚤起 與鷄俱興, 使志安寧 以緩秋刑, 收斂神氣 使秋氣平 無外其志 使肺氣淸, 此秋氣之應 養收之道也 逆之則傷肺 冬爲飧泄 奉藏者少.

·冬三月 此謂閉藏, 水冰地坼 無擾乎陽, 蚤臥晚起 必待日光, 使志若伏若匿 若有私意 若已有得, 去寒就溫 無泄皮膚 使氣亟奪, 此冬氣之應 養藏之道也, 逆之則傷腎 春爲痿厥 奉生者少.

⑤ 〈六節藏象論〉

·未至而至 此謂太過 則薄所不勝 而乘所勝也 命曰氣淫.

⑥ 〈五運行大論〉

·氣有餘 則制己所勝 而侮所不勝; 其不及 則己所不勝 侮而乘之 己所勝 輕而侮之.

⑦ 〈東醫寶鑑〉

·病有虛邪, 有實邪, 有賊邪, 有微邪, 有正邪, 何以別之. 曰從後來者爲虛邪, 從前來者爲實邪, 從所不勝來者爲賊邪, 從所勝來者爲微邪, 自病者爲正邪.

⑧ 〈新編醫學正傳〉, 〈六微旨大論〉

·根于中者 命曰神機, 神去則機息 言動物也. 根于外者命曰氣立, 氣止則化絶 言植物也.

·出入廢則神機化滅 升降息則氣立孤危.

　故非出入 則無以生·長·壯·老·已,

　非升降 則無以生·長·化·收·藏, 是以, 升降出入, 無器不有.

【3-STEP 단원 요약】

▶ 음양(陰陽)은 현상을 둘로 나누어 보는 이분법적 관점이지만, 고정된 개념이 아니라 함께 존재하면서 끊임없이 교류하고 에너지를 주고받으며 평형상태를 유지하는 유기적 개념이다. 음(陰)은 하강하는 힘, 비워내려는 힘, 응축하려는 운동성을 상징한다. 양(陽)은 상승하는 힘, 채우려는 힘, 음을 자양분 삼아 힘을 발산하려는 운동성을 상징한다.

▶ 오행(五行)은 음양을 보다 구체적으로 표현한 기운이다. 木·火·土·金·水의 기운 또는 유사한 행동양식을 의미한다. 오행의 木은 나무라는 물질이 아니라 '위로 성장하고 솟아오르려는 거센 기운'을 의미한다.

▶ 음양(陰陽)이 동양철학적 차원에서 기운의 평형상태를 의미하는 기호라면,
　오행(五行)은 기운들 사이의 구체적인 관계를 그려내는 기호이다.

Chapter 02. 정·신·기·혈·진액

01. 정(精)

01. 정(精)의 개념과 기능

1. 정(精)의 개념

(1) 정(精)의 정의

① 생명을 발생시키고 그 활동을 유지하는 데에 기본이 되는 물질. 식물의 씨앗에 비유할 수 있다.

② 생명의 발생에 필요한 精을 선천지정(先天之精, innate essence)이라 하고, 이후 생명을 유지하는 데에 필요한 精을 후천지정(後天之精, acquired essence)이라고 한다. 생장·발육과 생식을 담당.

③ 수곡지기(水穀之氣)와 호흡지기(呼吸之氣)에 의해 재생성되어 신(腎)에 저장된다.

④ 몸의 물질적인 부분을 구성하는 최소단위로, 더 이상 쪼개지지 않는 가장 기초적인 물질이다.
기, 혈, 진액으로 전환되어 사용될 수 있는 근본적인 전구물질의 개념이다.

(2) 정(精)의 생성 과정에 따른 분류

① 선천지정(先天之精, innate essence)

㉠ 개인의 타고난 생명력을 나타내는 것으로, 태아 때부터 존재한다. 성호르몬과도 관련된다.

㉡ 선천적으로 부모에게서 물려받은 정기를 말하며, 인체 구성 물질들을 구성하는 근본 물질이다.

㉢ 생식기능, 성장, 발육, 노쇠와 밀접한 관계가 있으며 신(腎)에 저장된다. =생식지정(生殖之精).

② 후천지정(後天之精, acquired essence)

㉠ 수곡지정(水穀之精, nutrients)의 다른 이름. 음식물을 소화하여 흡수한 영양물질을 말한다.

㉡ 몸의 성장과 발육, 생명 활동을 유지하는 데 필요한 기본 물질이다.

㉢ 기, 혈, 진액으로 전환되어 사용될 수 있는 근본적인 전구물질의 개념이다.

③ 선천지정(先天之精)과 후천지정(後天之精)의 관계

㉠ 선천지정은 부모로부터 받은 이후로는 다시 생성되지 않아 후천지정으로 보충해주어야 한다.

㉡ 후천지정은 수곡지기(水穀之氣, 영양소)와 호흡지기(呼吸之器, 산소)에 의해 생성된다.

㉢ 생명이 발생하는데 필요한 것은 선천지정, 생명 활동을 유지하는데 필요한 것은 후천지정.

(3) 정(精)의 기능에 따른 분류

① 생식지정(生殖之精): 생명의 발생·성장·발육·노쇠까지 주관하는 생식(生殖)의 기본 물질. 협의로는 신정(腎精)에 속한다. 생식지정의 생성, 저장, 배설은 모두 신(腎)이 주관한다. =선천지정.

② 오장육부지정(五臟六腑之精): 장부가 생리기능을 발휘할 수 있도록 하는 물질적 기초로, 신(腎)에 저장되어있던 신정(腎精)이 각각의 장부로 전달되면 개별 장부의 정(精)으로 변화하여 사용된다.

(4) 정(精)의 정의와 관련된 원문

- 夫精者 身之本也 〈金匱眞言論〉
- 兩神相搏 合而成形 常先身生 是謂精 〈靈樞 決氣篇〉
- 人始生, 先成精, 精成而腦髓生 〈靈樞 經脈篇〉
- 生之來謂之精 兩精相搏 謂之神 〈靈樞 本神篇〉

2. 정(精)의 생리기능

(1) 생식기능과 성장, 발육, 노쇠와 관련된다.

: 자신과 닮은 자손을 만드는 과정을 '생식'이라 하고, 이를 가능케 하는 精을 생식지정(生殖之精)이라고 칭한다. 精은 기본적으로 각 장부의 기능활동(機能活動)을 유지시키는 근본 물질이며, 인간의 生長壯老가 모두 정(精)의 생성과 성쇠에 의해 결정된다. 精은 腎에 저장/보관되며 이를 신정(腎精)이라 한다.

(2) 뇌수를 이룬다. (*뇌수는 뇌척수액이 아닌 좌우 반구를 지칭)

: 정(精)은 뇌수(腦髓)를 생성하며, 두뇌는 정수(精髓)의 총 집합처라고 보았다. 물질적인 뇌 자체이다.

(3) 정신활동의 물질적 기초가 된다.

: 정(精)이 모여 뇌수(腦髓)를 이루기 때문에 정신활동의 물질적 토대가 된다. 혈(血)은 대뇌의 정신활동이 제대로 기능할 수 있도록 하는 재료가 된다. 신(神)은 정신활동의 주체, 혈(血)은 정신활동의 재료, 정(精)은 정신활동의 물질적 토대, 기(氣)는 정신활동을 명료하게 하는 물질이라고 본다.

(4) 면역력, 항병력, 저항력과 관련이 있다.

: 精은 건강과 직결되어 인체의 저항력을 향상시킨다. 精이 충분하다는 것은 곧 正氣(또는 眞氣; 저항력과 회복능력)가 튼튼하다는 뜻이다. 따라서 면역력 강화 및 외부 환경에 대한 적응력 강화와 연관이 깊다.

(5) 음적 기능을 총괄하며, 주로 영양기능을 한다.

: 원자(atom)처럼 더 이상 쪼갤 수 없는 것, 우리 인체의 물질적인 부분 중 가장 최소단위는 정(精)이다. 정은 인체 내에서 더 이상 쪼갤 수 없는 기초적인 물질이며, 이는 혈(血)로 변화하여 신체의 각 조직과 기관들이 제대로 기능하도록 하는 재료가 된다. 정은 모든 음적 기능을 총괄한다고 할 수 있다.

3. 정(精)의 또 다른 형태, 천계(天癸, sex hormones)

① 우리 몸의 성장과 발육, 생식기능에 필요한 물질을 지칭한다. 2차 성징을 일으키는 성호르몬을 말한다.
② 타고난 신정(腎精)과 후천적인 수곡(水穀)의 정미로운 영양물질(nutrients)에 의하여 발현된다.
③ 신기(腎氣; 腎의 精氣)의 충실과 관련되어 생식에 관련된 성(性) 기능을 발달시키고 유지하는 역할을 한다. 남자의 정(精; 精液)을 충만하게 하고, 여자의 월경(月經)을 시작하게 하는 성호르몬이다.

4. 정(精)의 병리적 상태와 진단

① 생식지정(生殖之精)의 부족: 성기능 감퇴, 생식능력 상실 (ex. 遺精/漏精, 夢精, 精奪/精脫, 白淫)
② 장부지정(臟腑之精)의 부족: 오장 육부의 생리기능 저하
③ 정(精)의 병리(病理)는 허증(虛症) 위주이다.
④ 정(精)의 상태를 알 수 있는 곳: 모발(髮), 귀(耳), 허리(腰), 뼈(骨) 등 腎과 관계되는 곳
⑤ 정(精)과 침(唾)의 관계: 唾는 혀밑샘에서 나오는 침이다. '精之苗, 皆聚於口, 精之華'라고 한다.
 (*한의학에서 침은 涎과 唾로 구분하는데, 涎은 귀밑샘과 턱밑샘에서 나오는 침으로 볼 수 있다.)

Chapter 02. 정·신·기·혈·진액

02. 신(神)

02. 신(神)의 개념과 기능

1. 신(神)의 개념과 기능

(1) 신(神)의 정의

① 협의의 신(神): 인간의 정신 의식과 사유 활동을 의미한다. 고등한 정신활동.

② 광의의 신(神): 생명 활동의 전반적인 상태를 의미한다. 환자의 의식 상태와 몸가짐 등.

③ 신(神; 정신)은 심(心)에 소속되고, 심기(心氣)와 관련이 있다.

(2) 신(神)의 일반적인 분류

① 오신(五神): 정신활동을 크게 혼(魂)·신(神)·의(意)·백(魄)·지(志) 5가지로 구분한 것.

   ㉠ 혼(魂): 간(肝)에 저장. 잠재의식과 연관된다. 생각을 행동으로 실천하고 표현하는 출력기능이다.

   ㉡ 신(神): 심(心)에 저장. 혼(魂)·백(魄)·의(意)·지(志) 활동이 정확성을 유지하도록 총괄한다. 모든 정상적이고 정확하며 완전무결한 고등 정신 기능이다. 감독자의 기능.

   ㉢ 의(意): 비(脾)에 저장. 새 정보와 기존의 정보를 회상하여 상황을 비교·분석하는 기능이다. 판단을 내리기 위해 정보를 취사선택하고, 결정하기 위한 근거를 마련하는 활동.

   ㉣ 백(魄): 폐(肺)에 저장. 본능적인 감각과 연관. 외부의 자극을 받아들여 인식하는 기능이다.

   ㉤ 지(志): 신(腎)에 저장. 의(意)의 비교·분석을 바탕으로 최종 판단을 하고 결정을 내리는 기능이며, 결정된 사항을 저장하는 기능을 포함한다. 장기기억과 관련된다.

② 칠신(七神): 오신(五神)에 정(情)과 지(智)를 더해 7가지로 정신활동을 구분한 것.

   ㉥ 정(情): 지(志)와 함께 신(腎)장에 저장되고 '한쪽으로만 뜻을 기울여 이동하지 않는' 집중력.

   ㉦ 지(智): 의(意)와 함께 비(脾)장에 저장되고 意는 생각하는 바를, 智는 기억하는 바를 주관한다.

(3) 신(神) 생성에 관한 원문

① 출생 전(先天): 부모 양측의 정기(精氣)가 더해져 만들어지는 것.
- 故生之來謂之精 兩精相搏謂之神 〈本神〉

② 출생 후(後天): 영양물질(水穀精微)로 보충되어 만들어지고 유지되는 것.
- 五味入口 藏於腸胃 味有所藏 以養五氣 氣和而生 津液相成 神乃自生 〈六節臟象論〉
- 神者 水穀之精氣也 〈平人節穀〉

(4) 신(神)의 기능과 특성에 관한 원문

① 신(神)은 온몸의 주인이 된다. "神爲一身之主"

② 신(神)은 七情(일반적인 7가지 감정)을 통솔하므로 상하면 병이 된다. "神統七情傷則爲病"

③ 신(神)은 심(心)에 머문다. "心藏脈, 脈舍神", "心藏神. 神有餘則笑不休, 神不足則悲"

(4) 신(神)의 병리(정신병)의 원인

① 실증: 분노와 불만과 같은 격한 감정변화, 체액저류, 식적, 숙변, 담 등으로 인해 발생할 수 있다.

② 허증: 심신이 피로해서 신경이 예민해지고 정신적인 자극을 이겨내지 못해 발생할 수 있다.

2. 의학서적에 따른 신(神)의 분류

(1) "동의학의 방법론 연구"(윤길영, 1983)에서 분류한 오신(五神)의 오종(五種) 관능(官能)

오장 (오신)	운동성(인지과정)	정신경향	관능	생명현상
肝 (魂)	發生 (記憶回生)	衝動傾向	衝動官能	運動
心 (神)	推進 (記憶持續)	欲求傾向	神明官能	成長
脾 (意)	統合 (自己化)	融和傾向	人格官能	營養
肺 (魄)	抑制 (記憶抑制)	制止傾向	檢閱官能	呼吸
腎 (志)	沈靜 (必須記憶殘存)	創造傾向	作强官能	排泄

(2) "영추 본신편(靈樞 本神篇)"에 따른 신(神)의 분류

① 신(神) - 兩精相搏 謂之神. 神者 精氣之化成
② 혼(魂) - 隨神往來者 謂之魂. 魂者 神氣之輔弼也.
③ 백(魄) - 竝精而出入者 謂之魄. 魄者 精氣之匡佐也.
④ 심(心) - 所以任物者 謂之心.
⑤ 의(意) - 心有所憶者 謂之意 記而不忘者.
⑥ 지(志) - 意之所存者 謂之志.
⑦ 사(思) - 因志而存變 謂之思.
⑧ 려(慮) - 因思而遠慕 謂之慮.
⑨ 지(智) - 因慮而處物 謂之智.

(3) "류경(類經)"에 따른 신(神)의 분류

① 신(神) - 如光明爽朗 聰慧靈通之類皆是也.如光明爽朗 聰慧靈通之類皆是也.
② 혼(魂) - 魂之謂言, 如夢寐恍惚 變幻遊行之境皆是也.
③ 백(魄) - 魄之謂用 能動能作 痛痒由之以覺也.
④ 심(心) - 心者君主之官 統神靈而參天地 故萬物皆其所任.
⑤ 의(意) - 億思億也 謂一念之生 心有所嚮而未定者 曰意.
⑥ 지(志) - 意之所存 謂意已決而卓有所立者 曰志.
⑦ 사(思) - 因志而存變 謂意志雖定 而復有反覆計度者 曰思.
⑧ 려(慮) - 深思遠慕 必生憂疑 故曰慮.
⑨ 지(智) - 疑慮旣生 而處得其善者 曰智.

(4) "영추 본신편(靈樞 本神篇)"에 따른 오지(五志)와 오신(五神)의 관계

故智者之養生也 必順四時而適寒暑 和喜怒而安居處 節陰陽而調剛柔 如是則僻邪不至 長生久視
- 怵惕思慮者則傷神 神傷則恐懼流淫而不止
- 因悲哀動中者 竭絶而失生
- 喜樂者 神憚散而不藏
- 愁憂者 氣閉塞而不行
- 盛怒者 迷惑而不治
- 恐懼者 神蕩憚而不收

心怵惕思慮則傷神 神傷則恐懼自失 破䐃脫肉 毛悴色夭 死於冬
脾愁憂而不解則傷意 意傷則悗亂 四肢不擧 毛悴色夭 死於春
肝悲哀動中則傷魂 魂傷則狂忘不精 不精則不正 當人陰縮而攣筋 兩脇骨不擧 毛悴色夭 死於秋
肺喜樂無極則傷魄 魄傷則狂 狂者意不存人 皮革焦 毛悴色夭 死於夏
腎盛怒而不止則傷志 志傷則喜忘其前言 腰脊不可以俛仰屈伸 毛悴色夭 死於季夏

肝藏血 血舍魂 肝氣虛則恐 實則怒
脾藏營 營舍意 脾氣虛則四肢不用 五藏不安 實則腹脹經溲不利
心藏脈 脈舍神 心氣虛則悲 實則笑不休
肺藏氣 氣舍魄 肺氣虛則鼻塞不利少氣 實則喘喝胸盈仰息
腎藏精 精舍志 腎氣虛則厥 實則脹 五藏不安.

Chapter 02. 정·신·기·혈·진액

03. 기(氣)

03. 기(氣)의 개념 및 종류

1. 기(氣)의 정의
① 중국철학: 모든 존재와 현상은 氣가 모이고 흩어짐에 따라 발생하고 소멸한다. 생명의 근원이자 원동력.
② 한의학: 신체를 구성하는 요소의 하나이면서 인체의 여러 가지 생리기능 자체를 가리킨다.
　　㉠ 한의학의 氣는 생명력의 근원으로, 생체에 충만하여 생명활동을 영위하도록 하는 생체 에너지다.
　　㉡ 대개 육안으로 보이지 않고 만질 수도 없지만 느낄 수 있는 생명현상을 지칭한다.
　　㉢ 인체 내에서 이루어지는 화학반응(동화작용, 이화작용)과 유사하며 신진대사를 추동하는 원동력.

2. 기(氣)의 생성
(1) 선천지기(先天之氣)의 생성
　① 부모님으로부터 물려받은 선천적인 기운. 한 개체의 타고난 생명력을 말한다.
　② 선천지정(先天之精)으로부터 만들어지며, 신(腎)에 보관되고 유지된다.
　　㉠ 생식·성장·발육·노쇠와 밀접한 연관이 있다. 후천지기(後天之氣)와 상대되는 말.
　　㉡ 동의어: 진기(眞氣), 원기(元氣; 原氣), 선천정기(先天精氣), 정기(正氣), 천진지기(天眞之氣).
　　㉢ 인체의 氣는 선천(先天)을 기반으로 하지만 후천(後天)으로 보충되므로, 개념상 구분할 수는 있지만 둘로 나눌 수는 없다. 따라서 진기(眞氣), 원기(元氣)를 몸 전체의 기운인 일원지기(一元之氣; 선+후천)를 의미하는 용도로 확장하여 사용하기도 한다. 수곡지기+호흡지기+선천지기의 의미다.

(2) 후천지기(後天之氣)의 생성
　① 음식물 섭취를 통한 水穀之氣(영양소, nutrients)와 호흡을 통한 淸氣(산소, oxygen)를 의미한다.
　② 수곡지기: 위(胃)의 부숙(腐熟) 기능, 비(脾)의 운화(運化) 기능에 의해 음식물에서 흡수한 영양소.
　③ 청기: 공기. 정확하게는 공기 속 산소를 말한다. 산소는 생명체의 생존에 필수적인 원소이다.

3. 기(氣)의 생리기능
(1) 추동(推動)
　① 신체의 성장과 발육, 혈액 순환, 체액 배포, 신진대사 등을 촉진하는 기능.
　② 물질대사(동화작용, 이화작용)를 진행하게 하는 추동 에너지.

(2) 온후(溫厚; 溫養)
　① 인체를 따듯하게 하고 체온을 적정 수준으로 유지하는 기능.
　② 우리 몸의 열에너지. 인체 내 존재하는 여러 단백질은 체온 36.5도에서 가장 효율적으로 기능한다.

(3) 방어(防禦)
　① 인체가 외부 인자로부터 스스로 보호할 수 있는 방어 기능.
　② 흔히 말하는 '면역력' 또는 '항병력'을 의미한다.
　③ (내부) 면역세포의 기능, (외부) 피부나 점막을 보호해 신체의 저항력을 높이는 것과 관계된다.

(4) 기화(氣化)
　① 어떤 물질을 다른 물질로 변화시키는 물질대사 기능 그 자체. 同化기능과 異化기능을 포괄한다.
　　㉠ 동화작용(anabolism): 저분자의 물질을 합쳐 고분자 화합물로 합성하는 작용. ex)단백질합성
　　㉡ 이화작용(catabolism): 복잡한 고분자 화합물을 단순한 저분자로 분해하는 작용. ex)세포호흡
　② 진액(津液; 體液)이 땀(汗)과 소변(尿)으로 변화하여 몸 밖으로 배출되는 것도 기화(氣化)기능이다. 기화기능은 곧 물질대사 기능이므로 기화기능 장애시 물질대사 장애로 체내 불순물이 축적된다.

(5) 고섭(固攝)
　㉠ 체액이 정상적으로 존재해야 할 곳에 잘 위치하도록 자리를 잡아주는 기능을 한다.
　㉡ 혈액: 혈액이 혈관을 벗어나지 않도록 탄력있게 잡아주는 것은 氣의 고섭작용 때문이다.
　㉢ 땀, 소변: 땀과 소변이 부적절하게 새지 않도록 하는 것도 氣의 고섭작용 때문이다.
　㉣ 각 장기들의 체내 위치를 고정적으로 유지할 수 있도록 탄력있게 잡아주는 것도 氣의 고섭작용이다.

4. 기(氣)의 종류

(1) 원기(元氣/原氣; fundamental qi, the combination of the innate qi and the acquired qi)
　① 정의: 사람이 활동하는데 근본이 되는 기본 체력, 정력, 기운을 뜻한다. 생명활동의 근본이 되는 氣.
　② 조성: 선천지기(先天之氣)와 후천지기(後天之氣)로 구성된다. 이때 타고난 유전자를 선천지기(先天之氣)로, 음식과 환경으로 인한 영향은 후천지기(後天之氣)로 생각해 볼 수 있다.
　③ 발생: 선천지기의 전구물질인 선천지정(先天之精)과 후천지기의 전구물질인 후천지정(後天之精)은 모두 신(腎, kidney)에 저장되어 '신중정기(腎中精氣)'라고 부르는데, 원기(元氣)는 腎中精氣를 토대로 발생한다.
　④ 기능: 근본적인 생명력을 의미한다. 성장·발육을 추진하고 장부·경락·구규의 생리 활동을 추동한다.
　⑤ 원기가 왕성하면 기본 체력이 좋고 건강하기 때문에 질병에 대한 저항력인 '항병력'이 높아진다.
　⑥ 관련 원문
　　- 眞氣者 經氣也. 〈讀醫隨筆〉
　　- 人稟元氣於天 各受壽夭之命 以立長短之形. 〈論衡〉
　　- 穀氣勝元氣 其人肥而不壽. 〈太平御覽〉
　　- 命門者 諸神精之所舍 原氣之所繫也. 男子以藏精 女子以繫胞. 〈難經〉
　　- 三焦者 原氣之別使也 主通行三氣 經歷於五藏六府. 〈難經〉
　　- 然命門爲元氣之根 爲水火之宅. 〈景岳全書〉

(2) 종기(宗氣, pectoral qi)
　① 정의: 흉부에 모이는 기(氣)로, 곡기(穀氣)와 청기(淸氣)가 결합되어 발생하며 기혈운행과 지체운동, 호흡과 발성을 추동하는 기운이다. 심폐(心肺)기능을 개괄한 것으로 생각할 수 있다.
　　㉠ 심장의 혈액 순환 기능은 心氣가 주요하게 작동하나 심폐(心肺)를 연결하는 宗氣의 보조가 필요.
　　㉡ 폐장의 호흡·발성 기능은 肺氣가 주요하게 작동하나 심폐(心肺)를 연결하는 宗氣의 보조가 필요.
　② 조성: 비위(脾胃)에서 소화·흡수된 수곡지기(水穀之氣, nutrients)와 흡입한 대기(淸氣, oxygen).
　③ 발생: 흉부에서 곡기(穀氣)와 청기(淸氣)가 결합되어 생긴다. 상행하여 식도(食道)로 가고, 하행하여 기가(氣街; 氣衝穴)로 간다.

④ 기능: 심(心)의 혈액 순환, 폐(肺)의 호흡·발성 기능 이외에도, 지체(肢體) 운동을 원활하게 하는
　　　　기능이 있다. 이것은 산소포화도가 높은 혈액이 말초까지 잘 순환할 수 있어야만 팔다리가
　　　　정상적으로 기능하는 것과 관련지어 이해하면 된다.
⑤ 관련 원문
　- 宗氣者 動氣也. 〈讀醫隨筆〉
　- 其大氣之摶而不行者 積於胸中 命曰氣海 出於肺 循咽喉 故呼則出 吸則入.〈五味〉
　- 故宗氣積於胸中 出於喉嚨 以貫心脈 而行呼吸焉.〈邪客〉
　- 宗氣留於海. 其下者 注於氣街, 其上者 走於息道.〈刺節眞邪〉
　- 胃之大絡名曰虛里 貫鬲絡肺出於左乳下 其動應衣脈宗氣也. 乳之下其動應衣宗氣泄也〈平人氣象論〉
　- 五穀入於胃也 其糟粕津液宗氣 分爲三隧.〈邪客〉

(3) 영기(營氣)
① 정의: 음식물(水穀)에서 생기며, 비위(脾胃)에서 발원(發源)하여, 혈과 함께 전신을 영양하는 정기.
　㉠ 비위(脾胃)에서 발원(發源)한다는 것은 소화·흡수·분배를 거친다는 뜻. 중초(中焦)에서 일어난다.
　㉡ 혈액을 화생(化生)함은 혈을 재생성하도록 하고 혈과 함께 돌며 전신을 영양한다는 뜻이다.
② 발생: 음식물에서 흡수한 영양소를 수곡정기(水穀精氣)라고 하고, 이 중 일부가 영기(營氣)가 된다.
③ 기능: 혈(血)의 구성 물질로써 혈을 생기게 하고(化生), 혈맥 속을 순환하며 온 몸을 자양하는 기.
④ 운행경로: 혈맥/경맥 내를 주야(晝夜)로 총 50회를 운행하며 전신을 돈다. 12경맥 유주순서로 운행.
⑤ 관련 원문
　- 榮(營)者水穀之精氣也 和調於五藏 灑陳於六府 乃能入於脈也.〈痺論〉
　- 人受氣于穀 穀入于胃 以傳與肺, 五臟六腑 皆以受氣. 其淸者爲營 濁者爲衛, 營在脈中 衛在脈外, 營
　　周不休. 五十度而復大會 陰陽相貫 如環無端. 衛氣行于陰二十五度 行于陽二十五度 分爲晝夜 故氣至
　　陽而起 至陰而止.〈榮衛〉
　- 營氣者 泌其津液 注之於脈 化以爲血 以榮四末 內注五臟六腑 以應刻數焉.〈邪客〉
　- 故人一呼脈再動 氣行三寸.〈五十營〉
　- 中焦出氣如露 上注谿谷 而滲孫脈 津液和調 變化而赤爲血.〈癰疽〉

(3) 위기(衛氣)
① 정의: 음식물(水穀)에서 생기며, 비위(脾胃)에서 발원(發源)하나, 원기(元氣)에 근원한다.
　　　　몸의 표면에 흐르는 양기(陽氣)로, 인체의 방어 능력을 대표한다.
　㉠ 元氣는 타고난 체력, 근본적인 생명력과 관계되므로 방어력으로 대표되는 위기(衛氣)의 근본이다.
　㉡ 기본적으로는 체표에 위치하나, 기는 흐르기 때문에 운행경로가 있다. 관련한 3가지 학설이 존재.
② 발생: 음식물에서 흡수한 영양소를 수곡정기(水穀精氣)라고 하고, 이 중 일부가 위기(衛氣)가 된다.
③ 기능: 몸을 따뜻하게(溫分肉), 피부를 튼튼하게(充皮膚), 주리를 자양하고(肥腠理),
　　　　땀구멍을 여닫아(司開合) 기후 변화에 방어한다.
④ 운행경로:
　㉠ 영기(營氣)와 함께 경맥 내를 순환한다. 12경맥의 순서로 晝夜 합하여 50회 순행.〈難經〉
　㉡ 낮에는 체표(陽分)를 25회, 밤에는 체내(陰分)를 25회 운행한다. 총 50회 순행.〈黃帝內經〉
　㉢ 밖으로는 피부, 근육, 분육지간, 안으로는 흉복, 장부, 황막 등 전신을 운행한다.〈痿論〉

⑤ 관련 원문
- 衛氣者 熱氣也 〈讀醫隨筆〉
- 穀始入於胃 其精微者 先出於胃之兩焦 以漑五臟 別出兩行 營衛之道 〈五味〉
- 人受氣於穀 穀入於胃 乃傳與五藏六府 五藏六府皆受於氣. 其淸者爲榮 濁者爲衛.
  榮行脈中 衛行脈外 營周不息 五十而復大會 陰陽相貫 如環之無端 故知榮衛相隨也.〈難經〉
- 故衛氣之行 一日一夜五十周於身 晝日行於陽二十五周 夜行於陰二十五周 周於五藏. 是故平旦陰盡
  陽氣出於目 目張則氣上行於頭 循項下足太陽 循背下至小趾之端.
  其散者 別於目銳眥 下手太陽 下至手小指之間外側.
  其散者 別於目銳眥 下足少陽 注小趾次趾之間. 以上循手少陽之分側 下至小指之間.
  別者以上至耳前 合於頷脈 注足陽明以下行 至跗上 入五趾之間.
  其散者 從耳下下手陽明 入大指之間 入掌中.
  其至於足也 入足心 出內踝 下行陰分 復合於目 故爲一周.〈衛氣〉
- 衛者水穀之悍氣也 其脈慓疾滑利 不能入於脈也.
  故循皮膚之中 分肉之間 熏於肓膜 散於胸腹.
  逆其氣則病 從其氣則愈. 不與風寒濕氣合 故不爲痺.〈痿論〉

5. 기(氣)의 운행

(1) 기기(氣機)의 정의
  ① 기기(氣機)란 기의 움직임을 말한다.
  ② 기의 움직임은 승(升), 강(降), 출(出), 입(入)으로 개괄하여 표현한다.
  ③ 기의 움직임(氣機)이 정상적이기 위해서는 아래의 두가지가 중요하다.
    ㉠ 승강출입(升降出入) 운동의 조화와 평형
    ㉡ 막힘없이 잘 통할 수 있는 환경
  ⑤ 각 장부(臟腑)마다 기의 움직임(氣機)에 방향성이 있다.
    ㉠ 폐기(肺氣)는 선발(宣發)·숙강(肅降)한다. 온몸을 중심으로 볼 때 주로 하강(下降)을 주관한다.
    ㉡ 간기(肝氣)는 소설(疏泄)·조달(條達)한다. 온몸을 중심으로 볼 때 주로 상승(上昇)을 주관한다.
    ㉢ 비기(脾氣)는 승청(升淸)하고 위기(胃氣)는 강탁(降濁)한다. 소화방면의 승강출입을 의미한다.
    ㉣ 심(心)은 상부에 위치한 화(火)속성의 장기로 염상(炎上)하는 특성을 갖지만, 하부의 신(腎)이 차가워지지 않도록 열에너지를 지원해주는 역할을 한다. 마찬가지로 하부에 위치한 신(腎)은 물(水)속성의 장기로 윤하(潤下)하는 특성을 갖지만 상부의 심(心)이 과열되지 않도록 식혀주는 역할을 한다. 심(心)과 신(腎)이 이처럼 밀접한 생리적 상호작용을 하는 것을 "심신상교"라고 하고 "수화상제"라고 한다.

6. 기(氣)의 병리

(1) 기(氣)의 절대량 부족 및 기능저하
  ① 기허(氣虛)를 의미한다.
  ② 기의 생성이 부족하거나, 지나치게 소모되어 기능이 저하된 경우이다.
  ③ 선천적으로 부족하게 타고났기 때문에 오는 기허가 있다.
  ④ 후천적으로 영양을 충분히 섭취하지 못했기 때문에 오는 기허가 있다.
  ⑤ 기의 생성과 밀접한 肺·脾·腎의 기능이 떨어진 경우, 과로로 기가 과다하게 소모된 경우 발생한다.

(2) 기의 흐름이 정상적이지 않은 병리상태
　① 기체(氣滯): 기가 순환되지 못하고 한 곳에 머물러 있는 것. → 소통(疏通)시켜 치료한다.
　② 기역(氣逆): 기가 위로 치밀어오르는 것. → 본래의 자리로 내려주어(降氣) 치료한다.
　③ 기함(氣陷): 기가 아래로 향하여 하강하게 되는 것. → 본래의 자리로 올려주어(升提) 치료한다.
　④ 기탈(氣脫): 기가 과도하게 밖으로 새버려 기운이 빠진 것. → 새지 않게 잡아주어(固攝) 치료한다.
　⑤ 기폐(氣閉): 기가 정체되고 통하지 않는, '울결폐색(鬱結閉塞)'된 것. → 길을 열어(開泄) 치료한다.

(3) 기병(氣病)과 관련된 용어 (동의보감 내경편 氣부분 목차 참고)
　① 칠기(七氣): 칠정(七情, 인간 본연의 7가지 감정)으로 기(氣)가 손상된 병증을 통칭한다. 칠정의 감정변화가 지나치면 장부 기혈에 영향을 주어 병을 일으킬 수 있다. 반대로 내장 기관에 병이 생겨 정서 활동이 영향을 받는 경우도 있다.《直指》
　　㉠ 노(怒, 성내는 것): 怒則氣上
　　㉡ 희(喜, 기뻐하는 것): 喜則氣緩
　　㉢ 사(思, 근심하는 것): 思則氣結
　　㉣ 우(憂, 우울해 하는 것): 憂則氣沈
　　㉤ 비(悲, 슬퍼하는 것): 悲則氣消
　　㉥ 공(恐, 겁내는 것): 恐則氣下
　　㉦ 경(驚, 놀라는 것): 驚則氣亂
　② 구기(九氣): 칠기(七氣) 중 6가지 원인에 한(寒)·경(炅)·노(勞)의 3가지를 더한 것이다.《內經》
　　㉠ 노(怒, 성내는 것): 怒則氣上; 怒則氣逆, 甚則嘔血及飧泄, 故氣上矣.
　　㉡ 희(喜, 기뻐하는 것): 喜則氣緩; 喜則氣和志達, 榮衛通利, 故氣緩矣.
　　㉢ 사(思, 근심하는 것): 思則氣結; 思則心有所存, 神有所歸, 正氣留而不行, 故氣結矣.
　　㉣ 비(悲, 슬퍼하는 것): 悲則氣消; 悲則心系急, 肺布葉擧而上焦不通, 榮衛不散, 熱氣在中, 故氣消矣.
　　㉤ 공(恐, 겁내는 것): 恐則氣下; 恐則精却, 却則上焦閉, 閉則氣還, 還則下焦脹, 故氣不行矣.
　　㉥ 경(驚, 놀라는 것): 驚則氣亂; 驚則心無所倚, 神無所歸, 慮無所定, 故氣亂矣.
　　㉦ 한(寒, 추운 것): 寒則氣收; 寒則腠理閉, 氣不行, 故氣收矣.
　　㉧ 경(炅, 더운 것): 炅則氣泄; 炅則腠理開, 榮衛通, 汗大泄, 故氣泄矣.
　　㉨ 노(勞, 과로한 것): 勞則氣耗; 勞則喘息汗出, 內外皆越, 故氣耗矣.
　③ 중기(中氣): 내상기역(內傷氣逆)으로 인해 병이 된 것으로, 증상이 중풍(中風)과 유사해 유사중풍(類似中風)으로 불린다. 중풍(中風, 뇌졸중)은 대개 치료가 불가능하지만, 중기(中氣)는 일시적인 증상이다. 〈동의보감〉에서는 중풍과 중기의 근본적인 원인으로 분노(忿怒)를 언급했다.
　④ 상기(上氣), 하기(下氣)
　　㉠ 상기(上氣): 날숨이 많고 들숨이 적어 숨이 가쁜 것. 상기천식(上氣喘息)이라고도 한다.
　　㉡ 하기(下氣): 잦은 방귀와 복부가 가득 차거나 부푼 느낌, 배변 후 장이 완전히 비워지지 않은 느낌 등 기가 아래로 몰리고 빠져나가는 것을 지칭한다.
　⑤ 단기(短氣), 소기(少氣)
　　㉠ 단기(短氣): 기가 가슴에 몰려 숨찬 것. 천증과 비슷. 가래 소리와 어깨를 들먹이는 증상은 없다.
　　㉡ 소기(少氣): 기가 적어 말하기 힘든 것. 목소리에 힘이 없고, 말하기 싫어하며, 숨결이 약하고 짧으면서 촉박한 증상이다.

Chapter 02. 정·신·기·혈·진액

04. 혈(血)

04. 혈(血)의 개념 및 기능

1. 혈(血)의 개념 및 기능

(1) 서양의학에서 혈(血)의 개념과 기능

① 혈액(血液, blood). 혈관 속을 흐르는 액상의 조직으로 혈구(血球)와 혈장(血漿)으로 구성된다.

② 순환계(심장 및 혈관)를 채우고 있는 액체로, 몸무게의 약 1/13을 차지한다.

③ 혈액은 가스대사(gaseous metabolism), 영양소의 운반 및 수송, 혈액 속 면역세포들에 의한 생체방어(生體防禦) 등 여러 가지 기능을 수행하고, 인체 곳곳을 빈틈없이 순환한다.

　㉠ 가스대사: 호흡을 통해 산소 및 이산화탄소를 운반한다.

　㉡ 영양소의 운반 및 수송: 포도당, 아미노산, 지질 등을 장관에서 소화하여 각 조직으로 운반한다.

　㉢ 노폐물 배출: 요소질소(BUN), 크레아티닌(Cr) 등의 대사산물을 운반하여 소변으로 배출한다.

　㉣ 완충작용: 산-염기 농도를 조절하여 체내의 pH를 일정하게 유지한다.

　㉤ 체온조절: 열(熱)을 운반한다. 열에너지는 물질대사의 산화과정에 의해 생산된다.

(2) 동양의학에서 혈(血)의 개념과 기능

① '영양물질을 함유한 붉은색 액체'로 기(氣)의 추동작용에 의해 전신을 순환하며 영양작용을 한다.

② 혈관을 흐르는 혈액 자체와 그 작용까지 포괄하는 개념이다. 혈청이나 혈구로 나누지 않는다.

③ 혈(血)은 기(氣)와 함께 음식물에서 흡수한 영양소에서 만들어진다고 보며, 음식물로 보충된다.

④ 정(精)이 물질대사를 위한 전구체 느낌이라면, 혈(血)은 활성형 물질로 볼 수 있다.

⑤ 혈은 체내 곳곳을 순환하며 주로 다음과 같은 작용을 한다.

　㉠ 영양(營養)·자윤(滋潤): 혈은 기(氣)의 힘을 빌려 전신을 순환하며, 영양소·호르몬·산소 등을 신체 곳곳으로 운반하여 인체의 조직과 기관을 활성화한다. 모든 장부·조직들은 혈의 영양을 받아야만 정상적으로 기능할 수 있다. 혈의 영양작용이 부족한 것을 '혈허(血虛)'라고 하며, 이 경우 피부와 머리카락, 손발톱 부위 등 우리 몸의 전반적인 윤택이 떨어지고 색이 창백하게 된다. 또한 혈액순환이 장애받는 것을 '혈어(血瘀)'라고 하는데, 출혈이 피부 안에 응고된 경우이다.

　㉡ 안신(安神): 정신을 안정시키는 작용. 뇌는 혈에 의해 보양(保養)되기 때문에 혈액이 잘 흐르고 혈액 자체가 건강해야 정신이 안정될 수 있다. 한의학에서는 이러한 혈(血)과 뇌(神)의 밀접한 관계를 '혈자신기야(血者神氣也)'라고 표현한다. 따라서 혈허(血虛)나 혈어(血瘀, 혈액순환장애)의 경우 정신활동에 부정적인 영향을 끼치는 것으로 본다. 대표적인 예로 집중력저하, 이노성(易怒性), 불안장애 등의 증상들을 혈(血) 문제로 인한 정신질환 증상으로 간주하는 경우이다.

⑥ 관련 원문

- 血盛則形盛 血弱則形衰 〈金匱鉤玄〉

- 故人臥血歸於肝, 肝受血而能視, 足受血而能步, 掌受血而能握, 指受血而能攝 〈五藏生成論〉

- 血者神氣也 〈營衛生會篇〉, 血氣者 人之神 不可不謹養 〈八正神明論〉

- 氣主煦之 血主濡之 〈難經〉

- 胃滿則腸虛 腸滿則胃虛 更虛更滿 故氣得上下 五臟安定 血脈和利 精神乃居.
　故神者 水穀之精氣也 〈平人絶穀〉

- 血者水穀之精也, 源源而來, 而實生化於脾, 總統於心, 藏受於肝, 宣布於肺, 施泄於腎, 而灌漑一身
　〈景岳全書〉

2. 혈(血)의 병리

(1) 혈허(血虛)

　① 정의: 혈(血)의 총량이 부족한 것을 의미한다.

　② 원인: 소화기가 약해 생혈(生血)하지 못할 때, 사려과도(思慮過度)로 인해 혈 소모가 큰 경우 등

　③ 증상: 외적인 측면과 내적인 측면 둘로 나누어 볼 수 있다.

　　㉠ 외적인 측면: 얼굴에 핏기 없음, 입술이 창백함, 피부에 윤기가 없이 건조함, 머리카락이 거칠음.

　　㉡ 내적인 측면: 머리 어지러운 빈혈증상, 집중력 부족, 심장 두근거림(心動悸, 심계항진), 불면 등.

　　㉢ 맥은 침세(沈細)하며 힘이 없이 뛰는 무력한 모양을 띤다.

(2) 혈어(血瘀; 瘀血)

　① 정의: 혈액이 맥관(혈관) 내를 제대로 순환하지 못하고 국부에 정체되어 있는 것을 의미한다.

　② 원인: 외상(外傷), 스트레스로 인한 장부내상(臟腑內傷; 內傷虛症), 외감한열(外感寒熱) 등

　③ 어혈의 종류

　　㉠ 혈액 순환 장애로 경맥(經脈) 내에 국부적으로 혈액이 머무르는 경우. 예) 고지혈증, 동맥경화.

　　㉡ 혈액이 경맥(經脈) 밖으로 새어 나와 조직의 틈 사이에 쌓이는 경우. 예) 타박상, 내출혈.

　　㉢ 혈액이 특정 기관 내에 쌓여서 제거되지 않은 경우. 예) 자궁내막증, 울혈성 심부전.

　③ 증상: 외적인 측면과 내적인 측면 둘로 나누어 볼 수 있다.

　　㉠ 외적인 측면: 피부·점막에 나타나는 자반점(出血斑), 청근(靑筋), 손발톱·혀·잇몸의 청색, 종괴 등

　　㉡ 내적인 측면: 목마름, 두통, 현기증, 이명, 심계항진, 번열감(煩熱感), 자통(刺痛), 건망증, 불안감.

　　㉢ 일반적으로 어혈의 특징을 '동통, 종괴, 출혈' 3가지로 개괄하여 말하기도 한다.

　　㉣ 혈액 순환 장애와 염증성 반응(조직의 변성, 괴사, 위축, 증식 등)을 어혈이라고 볼 수 있다.

　　㉤ 어혈의 맥상은 어혈의 원인과 종류에 따라 다르므로 주요 변증 척도로 사용하지 않는다.

(3) 혈열(血熱)

　① 정의: 혈(血)에 열이 과도한 것으로, '혈분열(血分熱)'이라고도 한다.

　② 원인: 고온(高溫)에서 체온의 방산(放散)이 어려울 때, 편식으로 인한 내열, 감염으로 인한 고열 등

　③ 증상: 대체로 외적인 증상으로 나타난다.

　　㉠ 출혈 증상: 피를 토하거나, 코피를 흘리거나, 객혈, 혈변 등의 증상이 나타난다.

　　㉡ 여성의 경우 월경 장애를 동반할 수 있다. 이를 월경부조(月經不調)라고 한다.

　　㉢ 맥은 현삭(弦數)하다.

(4) 혈한(血寒)

　① 정의: 혈(血)의 온도가 너무 낮은 것으로, '혈분한(血分寒)'이라고도 한다.

　② 원인: 한랭(寒冷)한 환경에 노출되었을 때, 차가운 음식을 과식했을 때, 음식물 섭취가 부족할 때

　③ 증상: 기혈(氣血) 순환이 느려지므로 팔다리가 저리고 감각이 둔해짐, 수족냉증 및 통증, 월경부조

3. 혈(血)의 생성과 운행

(1) 혈의 구성요소

① 혈은 영기(營氣)와 진액(津液)으로 구성된다.

② 영기(營氣)·진액(津液)은 모두 비위(脾胃)가 소화·흡수한 수곡정미(水穀精微, 영양소)에서 생성된다.

③ 위와 같은 이유로 비위(脾胃)를 '기혈생화지원(氣血生化之原)'이라고 부른다.

(2) 혈의 생성에 관한 여러 학설

① 중초(中焦)에서 생성된다는 설

    ㉠ 원문: 中焦受氣 取汁變化而赤 是謂血 〈靈樞·決氣〉

    ㉡ 해석: 중초(中焦)가 수곡지기(水穀之氣)를 받아 변화시켜 붉게 된 것을 혈(血)이라고 한다.

② 맥중(脈中)에서 생성된다는 설

    ㉠ 원문: 營氣者 泌其津液 注之於脈 化以爲血 以榮四末 內注五臟六腑 〈靈樞·邪客〉

    ㉡ 해석: 영기(榮氣)는 진액(津液)을 분비하며 맥(脈)에 들어가 혈이 되고, 혈은 사지말단(四末)을 영양(榮) 하며, 안으로는 臟腑(장부)에 퍼진다.

③ 폐맥(肺脈)에서 생성된다는 설

    ㉠ 원문: 中焦亦並胃中 出上焦之後 此所受氣者 泌糟粕 蒸津液 化其精微 上注於肺脈 乃化而爲血 以奉生身 莫貴於此 故獨得行於經隧 命曰營氣 〈靈樞·榮衛〉

    ㉡ 해석: 중초의 기 또한 위(胃) 속에서 출발해 상초의 뒤로 나온다. 중초는 음식물의 기미(氣味)를 받아들여 소화한 후 조박(糟粕)을 분별하고, 진액이 되도록 훈증하여 정미로운 것으로 변화시킨 다음, 위로 폐맥(肺脈)에 주입하고 다시 혈액으로 변화시켜서 몸을 봉양하는 것이니, 인체에서 이보다 귀한 물질은 없는 까닭에 단독으로 경맥 속을 운행한다. 이를 영기(營氣)라고 한다.

④ 손맥(孫脈)에서 생성된다는 설

    ㉠ 원문1: 中焦出氣如露 上注谿谷 而滲孫脈 津液和調 變化而赤爲血 〈靈樞·癰疽〉

    ㉡ 해석1: 중초(中焦)에서 이슬과 같은 영기(營氣)가 화생(化生) 되어 나와, 위로는 분육(分肉)의 계곡(谿谷, muscle interspace) 사이로 들어가 손락(孫絡)에 스며들며, 진액이 조화를 이루도록 하여 붉게 변화되어 혈액을 만든다.

    ㉢ 원문2: 血和則孫脈先滿溢 乃注於絡脈 皆盈 乃注於經脈 陰陽已張 因息乃行 〈靈樞·癰疽〉

    ㉣ 해석2: 혈액이 조화롭게 잘 퍼지면 먼저 손락(孫絡)을 채우고, 그다음 낙맥(絡脈)으로 흘러 들어가는데, 이것들이 가득 찬 다음에는 다시 경맥(經脈)으로 흘러가 음경(陰經)과 양경(陽經)의 기혈(氣血)을 충만하게 하여 호흡에 따라 규칙적으로 운행하게 한다.

⑤ 혈의 생성에 관한 기타 학설

    ㉠ 심생혈(心生血): 〈素問·陰陽應象大論〉 제3장 제3절 참고.

    ㉡ 비위자,기혈생화지원(脾胃者,氣血生化之源): 〈素問·本病論〉 참고.

    ㉢ 정혈동원(精血同原): "歸精于肝而化淸血 歸精于心 … 得離火之化而爲眞血" 〈張氏醫通〉 참고.

    ㉣ 진혈동원(津血同原), 혈한동원(血汗同源): 〈東醫寶鑑〉 참고.

4. 혈의 운행

① 혈(血)은 기(氣)의 추동작용에 의해 맥(脈)내를 순환하며 각 조직·기관에 영양분을 공급한다.

② 혈액이 맥관 내에서 정상적으로 운행하기 위해서는 기의 추동작용 이외에 고섭작용도 필요하다.

③ 출혈(出血) 상황을 방지하는 고섭기능은 비(脾)가 한다. 이를 '비통혈(脾統血)'이라고 한다.

④ 혈액의 정상적인 운행은 심장이 주도하지만 다른 장부의 협조를 필요로 한다.

⑤ 혈이 맥중을 운행하는 경로와 관련하여 두 가지 의견이 존재한다.

　　㉠ 십사경맥(12경맥+독맥+임맥)의 유주 순서로 순환한다. 〈靈樞·營氣〉

　　㉡ 胃 → 肝 → 心 → 肺 → 心 → 肝,脾,肺,腎의 경로로 순환한다. 〈素問·經脈別論〉 *하단 참고
　　: 食氣入胃, 散精於肝, 淫氣於筋. 食氣入胃, 濁氣歸心, 淫精於脈. 脈氣流經, 經氣歸於肺, 肺朝百脈,
　　輸精於皮毛. 毛脈合精, 行氣於府. 府精神明, 留於四藏, 氣歸於權衡, 氣口成寸, 以決死生.

5. 혈의 운행과 밀접한 장부

(1) 오장(五臟)

　① 간(肝)

　　㉠ 간장혈(肝藏血): 간은 혈액을 저장하고 혈량을 조절하는 기능을 한다.

　　㉡ 간주소설(肝主疏泄): 간기는 막힌 것을 소통시키고 생리기능을 활성화한다.

　② 심(心)

　　㉠ 심주혈(心主血): 심장은 온몸에 혈액을 순환시키는 기능을 주관한다.

　　㉡ 심의 혈액운행을 추동하는 것은 심기(心氣)이다. 폐기(肺氣)의 도움을 받는다.

　③ 비(脾)

　　㉠ 비통혈(脾統血): 혈액이 정상적으로 맥(脈) 내를 순환하도록 조절하고 통섭(統攝)한다.

　　㉡ 비생혈(脾生血): 비위(脾胃, 소화기)는 음식물을 소화 및 흡수하여 혈액을 만들어내는 원천이다.

　④ 폐(肺)

　　㉠ 폐주기(肺主氣): 혈액 운행은 기(氣)의 추동기능에 의지한다.

　　㉡ 폐(肺)는 기(氣)의 선발(宣散)과 숙강(肅降) 작용으로 심(心)을 도와 혈을 산포(散布)해준다.

　⑤ 신(腎)

　　㉠ 신(腎)은 전신의 음양(陰陽)을 조절하여 간접적으로 혈액순환을 원만하게 하는 환경을 조성한다.

　　㉡ 신(腎)의 음양(陰陽) 조절 기능을 부신(副腎)의 체온조절 기능에 대입하여 생각할 수 있다.

(2) 기항지부

　① 기항지부는 뇌, 수, 골, 맥, 담, 여자포 6가지를 지칭하며 이 중 맥(脈)이 혈의 운행과 관련이 깊다.

　② 심(心)과 맥(脈)은 폐쇄순환계를 이루며 혈액은 순환계를 통해 온몸을 순환한다.

　③ 맥(脈)은 혈액을 정상적으로 운행하기 위해 다음의 두 가지가 중요하다.

　　㉠ 맥관이 막히지 않아 혈액이 매끄럽게 잘 흐를 수 있어야 한다.

　　㉡ 맥관 자체가 튼튼해서 혈액이 밖으로 벗어나지 않도록 지탱해 주어야 한다.

Chapter 02. 정·신·기·혈·진액

05. 진액(津液)

05. 진액의 개념과 기능

1. 진액(津液)의 개념과 기능

(1) 진액의 개념

① 진액(津液)은 혈액(血)을 제외한 우리 몸 안의 모든 정상적인 수액, 즉 체액(體液)을 의미한다.
② 혈액을 제외한 체액은 정상적인 분비물(위액, 장액, 콧물, 눈물, 침 등)을 포함하는 개념이다.
③ 한의학적 진액은 체내 수분과 전해질을 모두 포함한 개념이다. 진(津)과 액(液)을 구분하기도 한다.
④ 진액이 맥내로 들어가면 혈액을 구성하는 성분이 되고, 맥외에서는 전신의 조직을 영양 한다.

(2) 진액의 기능

① 체내 수분과 전해질을 모두 포함하는 개념. 인체 각 조직과 기관을 자윤(滋潤)·유양(濡養)한다.
② 진(津)은 체표의 피모와 공규를 윤택하게, 액(液)은 체내의 골수, 척수, 뇌수, 관절을 유양한다.
③ 진액은 기를 싣는데, 이를 '진능재기(津能載氣)'라고 한다. 원기(元氣)는 삼초(三焦, 몸통)를 순환하며 전신에 분포하는데, 이때 원기는 체액인 진액(津液)에 실리고, 진액을 추동하며 이동한다.
④ 營氣가 血에 실려 맥중을 다니는 것과 마찬가지로, 衛氣도 津液에 실려 맥외를 자유롭게 다닌다.
⑤ 항상성을 유지한다. 땀(汗)과 소변(尿)으로 인체 음양(陰陽)의 평형을 조절하고 체온을 유지한다.

2. 진액 대사(수분전해질대사, water-electrolyte metabolism)

(1) 진액의 생성

① 진액은 섭취한 음식물에서 발생한다. 위, 소장, 대장이 흡수한 수분과 영양분으로 구성된다.
② 고서에서는 소장이 액(液)을 흡수하고, 대장은 진(津)을 흡수한다고 보았다.

(2) 진액의 수포

① 위(胃)와 소장, 대장에서 흡수한 수곡정미는 반드시 비(脾)의 운화(運化)기능을 거쳐야만 전신 곳곳으로 운송되고 사용될 수 있다. 운화(運化)기능은 운화정미(運化精微)와 운화수습(運化水濕) 2가지를 포괄한다.
  ㉠ 운화정미: 섭취한 음식물에서 영양분을 흡수하여 오장육부의 각 조직과 기관에 분배해 주는 기능
  ㉡ 운화수습: 체내 수액(水液)을 필요한 곳으로 보내 이용하고 배설을 촉진하는, 수분대사 조절 기능
② 수분은 우리 몸을 순환하며 물질대사(생화학 반응), 세포질을 통한 기질의 이동, 온도조절 등을 가능케 하는 중간 매체다. 체내 수분균형이 잘 맞아야만 각 조직과 장부가 원활하게 기능할 수 있다.
③ 수분의 교환과 균형은 폐, 피부, 신장으로부터의 수분 손실이나, 음식이나 수분 섭취 등에 의해 끊임없이 변화한다. 이러한 체내 수분균형을 맞추는 것이 비(脾)의 운화작용이다.
④ 脾는 진액의 생성과 순환에 중추적이나, 진액대사는 비, 폐, 신, 삼초, 간의 협동으로 완성된다.
  ㉠ 폐의 통조수도(通調水道): 선발·숙강 작용을 통해 체액 순환을 촉진한다.
  ㉡ 신의 증등기화(蒸騰氣化): 청한 것은 오장으로 보내고, 탁한 것은 땀·오줌으로 변화(化)시켜 배출
  ㉢ 삼초의 결독(決瀆): 진액을 전신으로 순환시키는 통로가 된다.
  ㉣ 간의 소설(疎泄): 기기조창(氣機調暢)을 촉진하여 진액의 환류(還流)를 돕고 정체를 방지한다.

(3) 진액의 배설

① 사용되고 남은 진액은 땀(汗)과 소변(尿液)으로 배설되는데, 腎의 증등기화 기능에 의해 진행된다.

② 진액은 땀과 소변 이외에도 호기(呼氣, 날숨)와 대변으로도 배설되나 잘 언급하지 않는다.

③ 증등기화(蒸騰氣化)는 단어 그대로 액체를 기체로 만드는 과정인데, 구체적으로는
땀·소변·호기·대변 등을 수증기와 함께 배출하게 하는 기능을 일컫는다.

3. 진액(津液)과 관련된 원문

(1) 진액의 정의와 관련된 원문

① 腠理發泄 汗出溱溱 是謂津. 穀入氣滿 淖澤注於骨 骨屬屈伸, 泄澤補益腦髓 皮膚潤澤, 是謂液. 〈決氣〉

② 津液各走其道. 故三焦出氣 以溫肌肉 充皮膚 爲其津, 其流而不行者爲液. 〈五癃津液別〉

	성상 및 성질		순행	주요 분포부위	주요 기능
진(津)	淸而 稀薄者	流動性 大	衛氣와 體表로 운행	肌表 皮膚 孔竅 血脈 (滋潤작용)	滋潤 위주
액(液)	濁而 稠厚者	流動性 小	營氣와 體內로 운행	關節 臟腑 腦 髓 骨 (濡養작용)	營養 위주

(2) 진액의 생성과 순환 경로에 관한 원문

① 飮入於胃 遊溢精氣 上輸於脾. 脾氣散精 上歸於肺 通調水道 下輸膀光.
水精四布 五經並行 合於四時五藏 陰陽揆度以爲常也 〈素問·經脈別論〉

② 小腸主液 大腸主津 〈舍岩道人針灸要訣〉

③ 脾脈者土也 孤藏以灌四傍者也 〈素問·玉機眞藏論篇〉

④ 腎者主水, 主津液 〈素問·逆調論〉

⑤ 腎者 胃之關也. 關門不利 故聚水而從其類也 〈素問·水熱穴論〉

⑥ 三焦者 決瀆之官 水道出焉 〈素問·靈蘭秘典論〉

4. 진액(津液)·기(氣)·혈(血)·신(神)의 상호관계

(1) 기(氣)와 혈(血)의 관계

① 기위혈지수(氣爲血之帥): 기(氣)는 혈(血)을 이끌어주는 인솔자다.

  ㉠ 기능생혈(氣能生血)

  ㉡ 기능행혈(氣能行血)

  ㉢ 기능섭혈(氣能攝血)

② 혈위기지모(血爲氣之母): 혈은 기를 실어 나르는 어머니와 같다.

(2) 기(氣)와 진액(津液)의 관계
　① 혈액과의 관계와 유사하게 氣能生津, 氣能行津, 氣能攝津 하고, 津能載氣 한다.

(3) 기(氣)와 신(神)의 관계
　① 기능생신(氣能生神): 오장(五臟)은 氣血을 공급받아 五臟之精을 만들고 오신(五神)을 발현한다.
　② 신능수기(神能守氣): 신(神)은 전신의 氣를 잘 조율하여 조직·장부의 기능을 유지하고 몸을 지킨다.

(4) 혈(血)과 진액(津液)의 관계
　① 진혈동원(津血同源)·한혈동원(汗血同源): 진(津)/한(汗)과 혈은 모두 음식물에서 생겨난다.
　　㉠ 상호전화(相互轉化)한다. 진액(津液)은 맥중으로 가 혈(血)이 되고, 맥외로 나와 津液이 된다.
　　㉡ 진액(津液)과 혈(血)은 모두 음액(陰液)이기에 有形而靜, 屬陰, 滋潤, 濡養의 공통된 특징이 있다.
　② 진액과 혈의 차이점: 혈(血)은 맥중(脈中)에만 운행, 진액(津液)은 맥내와 맥외에 모두 존재한다.

(5) 혈(血)과 신(神)의 관계
　① 혈(血)은 신(神)이 활동하기 위한 물질적인 기초가 된다.
　　㉠ 혈(血)의 성쇠소장(盛衰消長)은 정신의 왕성함 및 의식의 영민함과 밀접하게 연관된다.
　　㉡ 혈(血) 소모가 심하면 정신활동이 장애된다. 건망이 심해지고, 수면장애가 생기고, 불안해진다.
　② 신(神)은 기(氣)를 조절할 수 있기 때문에, 혈류(血流) 및 경맥(經脈)의 운동을 주재할 수 있다.

06. 단원별 암기내용

※ 정신기혈진액에서 꼭 외워야 할 원문들

① 〈靈樞·決氣〉

精脫者, 耳聾.

氣脫者, 目不明.

津脫者, 腠理開, 汗大泄.

液脫者, 骨屬屈伸不利, 色夭, 腦髓消, 脛痠, 耳數鳴.

血脫者, 色白, 夭然不澤. 其脈空虛, 此其候也.

② 〈靈樞·決氣〉

兩神相搏 合而成形 常先身生 是謂精

上焦開發 宣五穀味 熏膚 充身 澤毛 若霧露之漑 是謂氣

腠理發泄 汗出溱溱 是謂津

穀入氣滿 淖澤注于骨 骨屬屈伸 洩澤 補益腦髓 皮膚潤澤 是謂液

中焦受氣 取汁 變化而赤을 是謂血

壅遏營氣 令無所避 是謂脈

③ 〈素問·經脈別論〉

·食氣入胃, 散精於肝, 淫氣於筋. 食氣入胃, 濁氣歸心, 淫精於脈. 脈氣流經, 經氣歸於肺, 肺朝百脈, 輸精於皮毛. 毛脈合精, 行氣於府, 府精神明, 留於四臟, 氣歸於權衡, 權衡以平, 氣口成寸, 以決死生.

·飮入於胃, 游溢精氣, 上輸於脾, 脾氣散精, 上歸於肺, 通調水道, 下輸膀胱. 水精四布, 五經并行, 合於四時五臟陰陽, 揆度以爲常也.

④ 〈素問·上論古天眞論〉

- 女子 七歲 腎氣盛 齒更髮長

　　　二七 而天癸至 任脈通 太衝脈盛 月事以時下 故有子

　　　三七 腎氣平均 故眞牙生而長極

　　　四七 筋骨堅 髮長極 身體盛壯

　　　五七 陽明脈衰 面始焦 髮始墮

　　　六七 三陽脈 衰於上 面皆焦 髮始白

　　　七七 任脈虛 太衝脈衰少 天癸竭 地道不通 故形壞而無子也

- 丈夫 八歲 腎氣實 髮長齒更
  - 二八 腎氣盛 天癸至 精氣溢寫 陰陽和 故能有子
  - 三八 腎氣平均 筋骨勁强 故眞牙生而長極
  - 四八 筋骨隆盛 肌肉滿壯
  - 五八 腎氣衰 髮墮齒槁
  - 六八 陽氣衰竭於上 面焦 髮鬢頒白
  - 七八 肝氣衰 筋不能動 天癸竭 精少 腎藏衰 形體皆極
  - 八八 則齒髮去.
- 腎者主水 受五臟六腑之精而藏之 故五臟盛 乃能寫 今五臟皆衰 筋骨解墮 天癸盡矣.
  故髮鬢白 身體重 行步不正而無子耳.

⑤ 〈靈樞·天年〉
- 人生十歲 五藏始定 血氣已通 其氣在下 故好走
  - 二十歲 血氣始盛 肌肉方長 故好趨
  - 三十歲 五藏大定 肌肉堅固 血氣盛滿 故好步
  - 四十歲 五藏六府十二經脈 皆大盛以平定 腠理始疎 榮華頹落 髮頗斑白 平盛不搖 故好坐
  - 五十歲 肝氣始衰 肝葉始薄 膽汁始滅 目始不明
  - 六十歲 心氣始衰 故憂悲 血氣懈惰 故好臥
  - 七十歲 脾氣虛 皮膚枯
  - 八十歲 肺氣衰 魄離 故言善誤
  - 九十歲 腎氣焦 四藏經脈空虛
  - 百歲 五藏皆虛 神氣皆去 形骸獨居而終矣.

⑥ 〈靈樞·本神〉
天之在我者 德也, 地之在我者 氣也. 德流氣薄而生者也.
故 生之來 謂之精.
兩精相搏 謂之神.
隨神往來者 謂之魂.
並精而出入者 謂之魄.
所以任物者 謂之心.
心有所憶 謂之意.
意之所存 謂之志.
因志而存變 謂之思.
因思而遠慕 謂之慮.
因慮而處物 謂之智.

⑦ 〈靈樞·本神〉

- 智者之養生也 必順四時而適寒暑 和喜怒而安居處 節陰陽而調剛柔 如是則僻邪不至 長生久視.
  怵惕思慮者 則傷神 神傷則恐懼 流淫而不止
  因悲哀動中者 竭絶而失生
  喜樂者 神憚散而不藏
  愁憂者 氣閉塞而不行
  盛怒者 迷惑而不治
  恐懼者 神蕩憚而不收.

- 心 怵惕思慮 則傷神 神傷則恐懼自失 破䐃脫肉 毛悴色夭 死于冬
  脾 愁憂而不解 則傷意 意傷則悗亂 四肢不舉 毛悴色夭 死於春
  肝 悲哀動中 則傷魂 魂傷則狂忘不精 不精則不正當 人陰縮而攣筋 兩脇骨不舉 毛悴色夭 死於秋
  肺 喜樂無極 則傷魄 魄傷則狂 狂者 意不存人 皮革焦 毛悴色夭 死於夏
  腎 盛怒而不止 則傷志 志傷則喜忘其前言 腰脊不可以俛仰屈伸 毛悴色夭 死於季夏
  懼而不解 則傷精 精傷則骨痠痿厥 精時自下.

- 肝藏血 血舍魂 肝氣虛則恐 實則怒
  脾藏營 營舍意 脾氣虛則四肢不用 五藏不安 實則腹脹 經溲不利
  心藏脉 脉舍神 心氣虛則悲 實則笑不休
  肺藏氣 氣舍魄 肺氣虛則鼻塞不利 少氣 實則喘喝 胸盈 仰息
  腎藏精 精舍志 腎氣虛則厥 實則脹 五藏不安 必審五藏之病形 以知其氣之虛實 謹而調之也.

⑧ 〈類經〉

　㉠ 신(神) - 如光明爽朗 聰慧靈通之類皆是也.如光明爽朗 聰慧靈通之類皆是也.

　㉡ 혼(魂) - 魂之謂言, 如夢寐恍惚 變幻遊行之境皆是也.

　㉢ 백(魄) - 魄之謂用 能動能作 痛痒由之以覺也.

　㉣ 심(心) - 心者君主之官 統神靈而參天地 故萬物皆其所任.

　㉤ 의(意) - 憶思憶也 謂一念之生 心有所嚮而未定者 曰意.

　㉥ 지(志) - 意之所存 謂意已決而卓有所立者 曰志.

　㉦ 사(思) - 因志而存變 謂意志雖定 而復有反覆計度者 曰思.

　㉧ 려(慮) - 深思遠慕 必生憂疑 故曰慮.

　㉨ 지(智) - 疑慮旣生 而處得其善者 曰智.

⑨ 〈素問·五藏生成論〉

故人臥, 血歸於肝, 肝受血而能視, 足受血而能步, 掌受血而能握, 指受血而能攝.

Chapter 03. 장상

01. 오장(五臟)

01. 장상학설과 한의학의 오장

1. 장상학설(藏象學說)

(1) 장상학설 개요
① 정의: 내장을 총칭하는 오장(五臟)과 육부(六腑)의 활력징후가 외부의 증상으로서 드러난다는 이론.
② 내용: 장상론(臟象論)은 현대의 병태생리학, 해부생리학에 해당된다. 내용은 다음과 같다.
   ㉠ 인체는 간(肝)·심(心)·비(脾)·폐(肺)·신(腎) 오장(五臟)을 중심으로 생명을 영위한다.
   ㉡ 담(膽)·소장(小腸)·위(胃)·대장(大腸)·방광(膀胱)·삼초(三焦) 6가지 장기인 육부(六腑)는 오장과 표리상합(表裏相合, 밀접한 관계를 지칭)을 이루며 생명을 유지하도록 돕는다.
   ㉢ 우리 몸의 오장육부와 각 신체 조직·기관은 모두 경락(經絡)으로 연결되어 있다.
   ㉣ 경락을 통해 우리 몸을 구성하는 물질들인 정(精)·기(氣)·혈(血)·진액(津液)이 이동하고, 몸의 안과 밖, 위와 아래 등 신체의 모든 부분이 연결되어 하나의 유기적인 전일체(全一體)를 구성한다.
   ㉤ 결론적으로, 우리 몸은 장부(臟腑, 내장을 총칭) 기능의 정상여부와 질병여부가 모두 체표로 드러나고 우리는 이것을 증상(症狀)으로 인지하게 된다.
③ 관련 원문
   ㉠ 臟居於內 形見於外 故曰臟象〈類經〉
   ㉡ 象者 像也. 論臟腑之形象 以應天地之陰陽也〈素問集注〉
   ㉢ 心合小腸 小腸者 脈其應
      肺合大腸 大腸者 皮其應
      肝合膽 膽者 筋其應
      脾合胃 胃者 肉其應
      腎合三焦膀胱 三焦膀胱者 腠理毫毛其應〈靈樞·本臟〉
   ㉣ 心之合脈也 其榮色也 其主腎也
      肺之合皮也 其榮毛也 其主心也
      肝之合筋也 其榮爪也 其主肺也
      脾之合肉也 其榮脣也 其主肝也
      腎之合骨也 其榮髮也 其主脾也
   ㉤ 夫十二經脈者 內屬於腑臟 外絡於肢節 夫子乃合之於四海乎〈靈樞·海論〉

(2) 증(症) vs. 증(證) vs. 병(病)
① 증(症): 오한(惡寒)·발열(發熱)과 같이 우리 눈에 보이는 외부 변화인 단편적인 '증상(症狀)'.
② 증(證): 환자에게서 나타나는 여러 증상들을 종합하고 분석하여 한의학적으로 진단한 병증. 예를 들어 맥세(脈細), 소기라언(少氣懶言), 어성저미(語聲低微) 등의 증상(症)들을 모아 '허증(虛證)'이라고 분류하는 방법이다. 즉, 변증(辨證)하여 얻은 결과인 '증후(證候)'를 의미한다.
   ㉠ 양증(陽證): 안색이 붉고, 쉽게 흥분하며, 구갈이 있는 등 체온이 높은 열성(熱性) 상태로, 병의 상태가 동적(動的)이고 발양성(發揚性, hyperthymia)이기 때문에 육체적·정신적으로 안정감이 없이 불안한, 물질대사가 항진된 상태를 통칭한다.
   ㉡ 음증(陰證): 얼굴이 창백하거나 어둡고, 팔다리가 싸늘하며, 따뜻한 것을 좋아하는 등 체온이 낮은 한성(寒性) 상태로, 병의 상태가 정적(靜的)이고 소침(消沈, dysthymia)하므로 육체적·정신적으로 침체된, 물질대사가 저하된 상태를 통칭한다.
③ 병(病)은 증(證)을 총괄(總括)한 것으로, 한 가지 병(病)은 여러 개의 증(證)을 포함한다.
   ㉠ 상한병(傷寒病)은 육경(六經)으로, 온열병(溫熱病)은 위기영혈(衛氣營血)로 단계를 나눈다.

④ 관련 원문 (傷寒病 六經辨證의 강령)
  ㉠ 太陽之爲病 脈浮 頭項强痛 而惡寒
  ㉡ 陽明之爲病 胃家實
  ㉢ 少陽之爲病 口苦 咽乾燥 目眩
  ㉣ 太陰之爲病 腹滿而吐 食不下, 自利益甚 時腹自痛. 若下之 必胸下結硬
  ㉤ 少陰之爲病 脈微細 但欲寐也
  ㉥ 厥陰之爲病 消渴 氣上撞心 心中疼熱 飢而不欲食 食則吐蛔 下之利不止

2. 한의학적 장기(臟器)

(1) 한의학적 장기(臟器)의 개념
  ① 한의학에서는 내장(內臟)을 기능에 따라 장(臟)과 부(腑)로 나눈다. 장에는 간(肝)·심(心)·비(脾)·폐(肺)·신(腎)의 5장이 있고, 부에는 담(膽)·소장(小腸)·위(胃)·대장(大腸)·방광(膀胱)·삼초(三焦)의 육부가 있다. 음양을 장부(臟腑)에 적용하면 장(臟)은 음에 속하고, 부(腑)는 양에 속한다.
  ② 한의학의 장기(臟器)란 서양의학의 해부·조직학적인 시각에서 본 장기의 개념보다 더 확장된 개념이다. 한의학에서의 장기는 관련된 여러 세포조직에서부터 나아가 정신 현상에 이르기까지, 해당 장기의 기능과 유사한 성질의 현상을 모두 포괄하는 개념이다. 즉 장기의 기능적인 측면을 강조한다.
  ③ 한의학적 내장기관은 크게 오장, 육부, 기항지부 3가지로 나누어 볼 수 있다. 우리 몸은 핵심 기관인 오장(五臟)을 중심으로 신체 각 부분이 하나의 시스템으로 연결된, 정체관을 기본으로 한다.

(2) 오장(五臟)의 개념과 특징
  ① 간(肝), 심(心), 비(脾), 폐(肺), 신(腎) 5가지 장기를 통틀어 일컫는다. 오장과 육부는 모두 내장 장기에 속하지만, 형태와 기능적인 측면에서 서로 구별되므로 분별하여 지칭한다. 오장에 속한 장기들의 기능은 현대 의학과는 조금 다르다. 한의학의 장(臟)은 단순히 해부학적인 하나의 장기를 가리키는 것이 아니라, 일련의 생리기능까지를 포함한 확장된 개념이다. 오장과 육부는 짝을 이루는데 이를 '표리관계'라고 한다.
  ② 오장은 오관(五官), 오체(五體), 칠규(七竅) 등 인체의 조직·기관과 연결되어 계통(系統)을 이룬다.
  ③ 오장은 생명 활동의 주요 기관으로, 내부 깊숙이 위치하며 정신기혈혼백(情神氣血魂魄)을 담고 있다. 이러한 정기(精氣)를 간직하되 쏟아내지 않으므로 '정기는 늘 충만하지만, 일시적으로 채워지지는 않는다.'고 한다. 오장은 정기(精氣)를 화생·저장하며 이를 바탕으로 생리적 기능을 한다.
  ④ 오장은 오신(五神; 魂·神·意·魄·志)을 담는다. 오장은 서로 생(生)하고 극(剋)하는 관계가 존재한다.
  ⑤ 관련 원문
    ㉠ 五臟者 所以藏精神血氣魂魄者也 〈靈樞·本臟〉
    ㉡ 所謂五藏者 藏精氣而不寫也 故滿而不能實 〈素問·五臟別論〉
    ㉢ 人有五藏 化五氣 以生喜怒悲憂恐 〈素問·陰陽應象大論〉
    ㉣ 心藏神, 肺藏魄, 肝藏魂, 脾藏意, 腎藏志 … 脾藏意與智, 腎藏精與志, 是謂七神 〈素問·靈蘭秘典論〉

(3) 육부(六腑)의 개념과 특징

　① 육부는 담(膽)·소장(小腸)·위(胃)·대장(大腸)·방광(膀胱)·삼초(三焦)로 구성된다. 육부는 삼초(三焦)를 제외하고 위(胃)에서부터 대장(大腸), 방광(膀胱)까지 하나로 연결되어 있으며, 음식물이 운반·소화되어 배출되기까지의 내부가 빈 기관들, 즉 인체의 소화기계통이다.

　② 삼초(三焦)는 한의학에만 있는 독특한 개념으로 몸통 전체를 상, 중, 하 3층으로 나눈 개념이다. '실재하는 부(腑)'가 아니고, 기(氣)와 수액(水液)이 통하는 길로 기능하는 '개념적인 부(腑)'다.

　③ 이처럼 육부는 음식물을 받아들이고 소화 시켜 영양물질을 흡수하고, 나머지 찌꺼기는 아래로 내려보내는 기능을 한다.

　④ 관련 원문

　　㉠ 六腑者 所以化水穀而行津液者也 〈靈樞·本臟〉

　　㉡ 六府者 傳化物而不藏 故實而不能滿也 〈素問·五臟別論〉

　　㉢ 胃屬腑陽 以通爲補 〈臨證指南醫案〉

　　㉣ 六腑以通爲順 以通爲用 〈臨證指南醫案〉

(4) 기항지부(奇恒之腑)의 개념과 특징

　① 뇌(腦), 수(髓), 골(骨), 맥(脈), 담(膽), 여자포(女子胞).

　② 오장이나 육부에 소속되지 않는, 특수기능을 담당하는 6개의 장기를 말한다.

　③ 이 중 담(膽)은 육부(六腑)에도 속하고 기항지부(奇恆之府)에도 속한다.

　④ 일부 기항지부는 기경팔맥(奇經八脈)과 연계되어 있다.

　⑤ 기능은 장(臟)과 유사하여 장정기(藏精氣)하고, 형태는 부(腑)와 유사하나 쏟아내지 않는다(不瀉).

　⑥ 지기지소생(地氣之所生)은 기항지부, 천기지소생(天氣之所生)은 위·대장·소장·삼초·방광을 의미한다.

　⑦ 관련 원문

　　㉠ 腦髓骨脈膽女子胞此六者 地氣之所生也. 皆藏於陰而象於地 故藏而不寫 名曰奇恒之府. 胃大腸小腸三焦膀胱, 此五者, 天氣之所生也, 其氣象天, 故瀉而不藏. 此受五臟濁氣, 名曰'傳化之府', 此不能久留, 輸瀉者也. 魄門亦爲五臟使, 水穀不得久藏. 〈素問·五臟別論〉

　　㉡ 腦爲髓之海 其輸上在於其蓋(百會) 下在風府. 〈靈樞·海論〉

　　㉢ 諸髓者 皆屬於腦 〈素問·五臟別論〉

　　㉣ 骨者 髓之府 〈素問·脈要精微論〉

　　㉤ 夫脈者 血之府也 〈素問·脈要精微論〉, 諸脈者皆屬於目 〈素問·五臟別論〉

　　㉥ 膽者 淸淨之府也 〈難經〉

　　㉦ 女子之胞 子宮是也 亦以出納精氣而成胎孕者爲奇 〈類經〉

　　㉧ 脾胃大腸小腸三焦膀胱者, 倉廩之本, 營之居也. 名曰器, 能化糟粕轉味而出入者也 〈東醫寶鑑〉

3. 오장(五臟) - 간(肝)

(1) 간의 정의
   ① 서양의학의 간: 소화작용을 촉진하는 기관이다. 간동맥 및 문맥으로부터 이중으로 혈액을 공급받는다. 혈액의 저장과 여과, 담즙 분비, 빌리루빈 및 신체의 곳곳에서 생성된 독성물질을 해독 및 배출하도록 돕고, 단당류(포도당)를 다당류(글리코겐)로 저장 및 포도당 신생 등의 다양한 기능을 하는 기관이다. 간은 생명에 필수적이다.
   ② 한의학의 간: 해부·조직학적인 시각에서 본 장기의 개념보다 더 확장된 개념으로, 간과 직접적으로 관련된 여러 세포조직에서부터 나아가 정신 현상에 이르기까지를 모두 포괄하는 개념이다. 한의학에서의 간은 크게 소설기능, 장혈기능, 방어·해독 기능을 하고, 정신활동 중 혼(魂), 감정 중 분노(怒)와 밀접하다. 즉, 간은 해부·생리학적 역할 이외에도 자율신경계와 정서에 관한 중추신경계의 역할까지 포함한다.

(2) 간의 위치와 형태 및 구조
   ① 서양의학의 간: 횡격막 아래 우측 상복부에 위치하여 오른쪽 갈비뼈로 싸여 있다. 오른쪽엽과 왼쪽엽으로 구분되며, 고유의 섬유성 막으로 싸여 광택이 있고 표면은 적갈색을 띠고 있다. 간은 다른 장기와는 달리 이중으로 혈액 공급을 받는데, 하나는 간동맥을 통해 동맥혈이 들어오고, 다른 하나는 문맥이라는 정맥을 통해 장에서 흡수된 정맥혈이 들어온다.
   ② 한의학의 간: 위치적인 측면에서는 중초(中焦)에 속한다고 볼 수 있으나, 기능적인 관점을 강조하는 한의학에서는 하초(下焦)에 속하는 장기로 본다. 중초는 기능적으로 소화기능(漚)을 대표하고, 하초는 기능적으로 독소와 노폐물을 걸러내는 해독·배출 기능(瀆)을 대표하는데, 간의 소설작용은 기의 흐름을 부드럽게 하여 간장이 행하는 영양·물질대사, 해독 및 분해, 배설 등을 하므로 하초의 기능에 가깝다.

(3) 한의학적 간의 생리기능 및 관련 명칭
   ① 간은 전신의 기(氣)를 펼쳐서 운행시키는 작용을 하는데, 이를 '간주소설(肝主疎泄)' 또는 '승발소설(升發疏泄)'이라고 한다. 소설기능은 뭉친 것을 풀어서 소통시키고, 엉긴 것을 내보내는 기능이다.
      ㉠ 기혈순환을 촉진하고, 비(脾)의 운화기능(소화)을 돕고, 정서적인 안정을 가능하게 한다.
      ㉡ 담즙을 배설시키고, 월경을 시작하게 하고, 사정(射精)하게 하는 기능과 관련된다.
   ② 간은 혈액을 저장하고, 순환하는 피의 양(血量)을 조절하는 기능을 한다. '간장혈(肝藏血)'이다.
   ③ 간은 방어·해독 기능도 한다. 이 때문에 간을 파극지본(罷極之本), 장군지관(將軍之官)이라고 한다.
   ④ 간의 물리적 본체는 음(陰)적이고 기능은 양(陽)적이므로 '체음용양(體陰用陽)'이라고 한다.

(4) 간과 밀접한 신체 기관 및 정신사유활동
   ① 담(膽)과 표리(表裏)·배합(配合) 관계에 있으므로 생리적으로나 병리적으로 밀접한 관계를 이룬다.
   ② 근육·관절의 운동기능을 주관하고 이를 '간주근(肝主筋)'이라고 한다. 근(筋)은 연부조직을 뜻한다.
   ③ 손발톱(爪甲)과도 밀접한 관계가 있다. 간혈허(肝血虛)하면 손발톱이 창백하고 마르고 부스러진다.
   ④ 간(肝)의 정기(精氣)는 눈으로 통하고 이를 '간주목(肝主目)', '간개규어목(肝開竅於目)'이라고 한다. 따라서 간혈허(肝血虛)하면 시물혼화(視物昏花), 야맹증(夜盲症) 등이 나타난다.
   ⑤ 사유 활동 중 모려(謀慮, strategic planning)하는 행위와 유관하다. 이를 '간주모려(肝主謀慮)'라고 하는데, 간이 중추신경계(CNS)와 관련이 있음을 뜻한다.

⑥ 정서와 관련하여 간(肝)은 분노의 감정을 주관한다. 자주 분노하면 간을 상하는데 이를 '노상간(怒傷肝)'이라고 한다. 간질환이 생기면 쉽게 화를 내게 되고 머리가 깨질 듯한 증상을 호소하기 쉽다.
⑦ 간질환이 생기면 간 경맥이 지나는 생식기, 소복(小腹), 옆구리 등의 부위가 당기고 아프다.
⑧ 오신(五神) 중에서는 혼(魂)과 밀접하다. 혼은 간(肝)의 기능 활동으로부터 발현되는 정신의 발달, 양적(陽的)인 정신활동, 꿈과 같은 무의식적인 정신활동을 말한다.
⑨ 간(肝)을 나타내는 단어: 主動, 主升, 剛急, 好動, 喜條達, 罷極之本, 牡臟, 陰中之陽, 血海, 剛臟.
⑩ 간(肝)의 특성과 관련된 원문
　㉠ 五臟六腑 心爲之主 耳爲之聽 目爲之候 肺爲之相 肝爲之將 脾爲之衛 腎爲之主外 〈五癃津液別〉
　㉡ 肝之勇而能斷 故曰將軍 〈黃帝內經素問王冰注〉
　㉢ 肝重二斤四兩 左三葉 右四葉 凡七葉 主藏魂 〈難經〉
　㉣ 肝爲將軍之官 謀慮出焉 〈素問·靈蘭秘典論〉
　㉤ 肝者 罷極之本 魂之居也 其華在爪 其充在筋 爲陰中之少陽 通於春氣 〈素問·六節臟象論〉

(5) 한의학에서 간장병의 경향성
① 간(肝)의 기능은 크게 양기(陽氣)의 기능과 음혈(陰血)의 기능으로 구분해 볼 수 있다.
　㉠ 간양(肝陽)·간기(肝氣)는 주로 소설기능을 담당한다. 간의 양기는 늘 지나쳐서 문제가 된다.
　㉡ 간음(肝陰)·간혈(肝血)은 지체(肢體), 근맥(筋脈), 지갑(指甲), 눈(目), 충·임맥(衝·任脈) 등을 영양하는 기능을 담당한다. 간의 음혈은 늘 부족해서 문제가 된다.
② 간기(肝氣)는 승발(升發)·소설(疎泄)하여 기기(氣機)를 원활하게 소통시킴으로써 혈을 산포(散布)하고, 비위(脾胃)의 소화력을 돕고, 정서적인 안정을 돕는다. 또한 여성의 월경과 남성의 사정 또한 간기의 소설기능과 밀접하므로 간기에 문제가 생기면 이러한 기능에 장애가 생긴다.
③ 소설(疎泄)기능 이상으로 발생하는 병상은 대개 증세가 심하고, 장혈(藏血)기능 장애로 나타나는 병상은 주로 허증으로 나타난다.
④ 간혈은 근(筋, 근육·힘줄·건)을 자양하므로 간혈부족시 운동기능 장애와 감각기능 이상이 나타날 수 있다. 또한 혈은 정신활동의 물질적 기초이므로, 혈허시 불안, 불면, 다몽(多夢) 등이 나타난다.
⑤ 간음(肝陰)은 간혈(肝血)보다 포괄적인 개념으로 '食氣入胃 散精于肝'의 精을 包含한다. 간음부족이 오래되면 간양상항을 유발할 수 있고, 간혈부족은 혈조생풍(血燥生風)으로 발전할 수 있다.
⑥ 관련 원문
　㉠ 諸病皆生於氣 諸痛皆因於氣 … 氣行卽血行 氣滯卽血滯 〈東醫寶鑑·氣論〉
　㉡ 血爲氣之配 故 調氣爲上 調血次之 〈東醫寶鑑·血門〉
　㉢ 陽氣者 大怒則形氣絶而血菀於上 使人薄厥 〈素問·生氣通天論〉
　㉣ 怒則氣上 喜則氣緩 悲則氣消 恐則氣下 寒則氣收 炅則氣泄 驚則氣亂 勞則氣耗 思則氣結 〈擧痛論〉
　㉤ 血海不擾 則周身之血 無不隨之而安 〈血證論〉
　㉥ 蓋主閉藏者腎也, 司疎洩者肝也, 二臟皆有相火, 而其系上屬於心 〈醫學綱目〉
　㉦ 肝藏血 血有餘則怒 不足則恐 〈素問·調經論〉
　㉧ 人動則 血運於諸經 靜則血歸於肝藏 肝主血海故也 〈醫學入門〉
　㉨ 肝藏血, 血舍魂, 肝氣虛則恐, 實則怒 〈東醫寶鑑·肝病虛實〉
　㉩ 兩脇下痛引少腹善怒. 虛則目䀮䀮無所見, 耳無所聞, 善恐如人將捕之 〈素問·藏氣法時論〉

4. 오장(五臟) - 심(心)

(1) 심의 정의
   ① 서양의학의 심: 순환계의 중심이 되는 근육 기관이다. 산소와 영양분을 실은 혈액을 전신에 흐르게 하는 자동차의 엔진, 펌프와 같은 기관이다. 심장은 생명과 동일시되며, 심장이 뛰지 않는 것은 곧 사망을 의미한다. 심장은 종종 육체에 상대되는 지각 능력, 즉 내면에서 사유하고 추론하고 판단하는 등의 주체로 인식되기도 하는데, 고대 히브리인들은 사람의 장기에 의지와 인격과 성품이 깃들어 있다고 생각했던 것과 같은 맥락이다.
   ② 한의학의 심: 오장에서 가장 중요한 장기로, 혈맥(血脈)과 신명(神明)을 주관한다. 이는 혈액순환과 동시에 정신 사유 활동을 발현하는 중심지로서의 의미가 있다. 심장은 내장을 총칭하는 '오장육부'의 기능 활동을 지휘한다고 보아 다음과 같은 명칭으로 불리운다.
      ㉠ 군주지관(君主之官)
      ㉡ 오장육부지대주(五臟六腑之大主)
      ㉢ 심주혈맥(心主血脈)
      ㉣ 심주신명(心主神明)
      ㉤ 신명출언(神明出焉)

(2) 심의 위치와 형태 및 구조
   ① 서양의학의 심: 가슴우리(thoracic cage) 안에 위치한다. 심장 근육으로 이루어져 있으며 두 겹으로 이루어진 심낭막(心囊膜)으로 싸여 있다. 심장의 표면에는 혈액을 공급해주는 심장혈관이 있으며, 동방결절이라는 박동원(pacemaker)에서 주기적인 수축과 이완을 일으키는 전기자극이 만들어진다.
   ② 한의학의 심: 상초(上焦)에 위치하며, 위는 크고 아래는 뾰족하여 '미개(未開)한 연꽃 모양'에 비유된다. 고서에서는 심장에 정즙(精汁) 삼홉(三合)이 차 있다고 쓰여있다.

(3) 한의학적 심의 생리기능 및 관련 명칭
   ① 심장은 전신의 혈액을 순환시키는 중추적인 기능을 한다. 이를 '심주혈(心主血)'이라고 한다.
      ㉠ 심장의 기(氣)와 혈(血)에 문제가 생기면 혈맥(血脈)의 운행에도 영향을 미친다.
      ㉡ 마찬가지로 혈액의 건전성(健全性, soundness) 또한 심장의 기능에 영양을 미친다.
   ② 심장은 사람의 정신(精神)·의식(意識)·사유활동(思惟活動)을 주관한다. 고서에서는 이를 '심주신명(心主神明), 심주신지(心主神志), 심장신(心藏神)'이라 한다.

(4) 심과 밀접한 신체 기관 및 정신사유활동
   ① 소장(小腸)과 표리·배합 관계에 있으므로 생리적으로나 병리적으로 밀접한 관계를 이룬다.
   ② 심주혈(心主血)이고 혈은 혈맥 내로 흐르므로 심주혈맥(心主血脈)이라 한다. 혈맥과 밀접하다.
   ③ 얼굴의 전체적인 혈색과 관계가 깊다. 얼굴에는 혈관이 풍부하고 혈액의 건전성은 얼굴에 나타난다.
   ④ 심(心)의 정기(精氣)는 혀(舌)로 통하는데 이를 '심기통어설(心氣通於舌)', '설위심지묘(舌爲心之苗)'라고 한다. 혀는 발음기관(發音器官)이고, 언어기능은 정신상태를 반영하므로 상호 연관된다.
   ⑤ 땀(汗)과 밀접하다. 다한증(多汗症) 환자는 심뇌혈관질환 위험이 큰 것과 관련이 있다.
   ⑥ 심(心)은 기쁨의 감정과 밀접하다. 지나치게 기쁜 것도 심을 상하는데 '희상심(喜傷心)'이라고 한다.
   ⑦ 오신(五神) 중 신(神)과 밀접하다. 신(神)은 모든 정상적이고 의식적인 정신활동을 가능케 한다.

⑧ 심(心)을 나타내는 단어: 未開蓮花, 陽中之太陽, 七孔三毛, 精汁三合, 君主之官, 五臟六腑之大主
⑨ 심(心)의 특성과 관련된 원문
  ㉠ 心者, 生之本, 神之變也, 其華在面, 其充在血脈 <素問·六節藏象論>
  ㉡ 諸血者皆屬於心 <素問·五臟生成論>
  ㉢ 心者 生之本 神之變也 其華在面 其充在血脈 爲陽中之太陽 通於夏氣 <素問·六節藏象論>
  ㉣ 心重十二兩 中有七孔三毛 盛精汁三合 主藏神 <難經>
  ㉤ 象如蓮花下垂 <三才圖會>
  ㉥ 心者 君主之官也 神明出焉 <素問·靈蘭秘典論>
  ㉦ 心者 五臟六腑之大主也, 神明之所舍也 <靈樞·邪客>

(5) 한의학에서 심장병의 경향성
 ① 심장은 음(陰)·양(陽)·기(氣)·혈(血) 실조가 모두 존재한다. 즉, 심음허, 심양허, 심기허, 심혈허로 모든 부분에 문제가 나타날 수 있다.
 ② 심음허: 정신적·육체적 과로, 소모성 질환, 열병 등으로 심음이 부족해져서 발생한다. 음은 체내에서 안정 기능을 하는데, 심음이 부족하면 심계항진, 불안, 번조, 허열, 식은땀 등의 증상이 나타난다.
 ③ 심양허: 심기(心氣)가 허한 증상 이외에 심통이 있고, 몸·사지·혀끝에 찬 한상(寒象)이 있다. 협심증과 같은 관상동맥 질환도 심양부족증에 속한다.
 ④ 심기허: 땀을 지나치게 흘렸거나 마음을 지나치게 썼을 때 심기가 소모되어 발생한다. 심계항진, 숨참, 자한(自汗), 저혈압, 무기력함, 가슴 답답함, 목소리가 약함 등의 증상이 나타난다.
 ⑤ 심혈허: 과로나 출혈로 인해 혈이 소모되었거나, 생혈(生血) 기능이 장애되어 발생한다. 심혈허는 주로 정신적인 기능의 이상을 동반하는데, 심장신경증(心臟神經症, cardioneurosis)이나 빈혈과 유사하다. 심계항진, 불안, 실면, 건망, 현운(眩暈), 안색이 핏기가 없고 창백한 증상이 나타난다.
 ⑥ 관련 원문
  ㉠ 健忘失記, 驚悸不安, 心內懊憹不樂, 皆心血少也 <醫學入門>
  ㉡ 心藏脈, 脈舍神. 心氣虛則悲, 實則笑不休 <靈樞·本神>
  ㉢ 心藏神, 神有餘則笑不休, 神不足則悲 <素問·調經論>
  ㉣ 心實, 則胸中痛, 脇支滿, 脇下痛, 膺背肩胛間痛, 兩臂內痛.
    心虛, 則胸腹大, 脇下與腰背相引而痛 <素問·藏氣法時論>
  ㉤ 邪在心, 則病心痛, 喜悲, 時眩仆 <靈樞·五邪>
  ㉥ 外證, 面赤口乾善笑. 內證, 臍上有動氣, 按之牢若痛, 其病煩心, 心痛掌中熱而啘 <難經譯釋>
  ㉦ 健忘失記, 驚悸不安, 心內懊憹不樂, 皆心血少也 <醫學入門>

5. 오장(五臟) - 비(脾)

(1) 비의 정의
① 서양의학의 비: 우리 몸의 가장 큰 림프기관으로 주로 혈액을 거르는 필터로서의 역할을 하는 기관이다. 혈액 속의 세균·미생물을 죽이고, 노쇠한 적혈구·백혈구·혈소판를 파괴한다. 또한 골수의 기능이 저하되었을 때 골수의 역할을 도와 혈액세포를 생성해주기도 한다.
② 한의학의 비: 한의학에서 비장은 소화기능을 총괄하는 기관으로 췌장(膵臟, pancreas)의 기능에 가깝다. 비장의 소화기능은 '흡수한 영양물질을 전신에 공급'해주는 기능으로, 영양물질의 전신순환과 각 조직에서의 이용까지를 가능케 하는 장기이다. 후천지본(後天之本)이라고 한다.

(2) 비의 위치와 형태 및 구조
① 서양의학의 비: 비장은 왼쪽 신장과 횡격막 사이에 있는 장기로 위(胃) 뒤에 위치한다. 혈관이 많아 암자색을 띤다. 전신에 걸쳐 분포된 림프기관 중량의 약 25%를 차지한다. 위(胃), 대장(大腸), 좌측 신장(腎臟)과 이웃하며 혈관이 드나드는 지라문(脾門) 부위는 췌장의 꼬리 부분과 맞닿아있다.
② 한의학의 비: 중초(中焦)에 위치하며 비와 위는 막으로 서로 연결된다. 고서에서는 비장의 형태를 말발굽(馬蹄), 낫(鎌)에 비유했으며, 비 주위에 흩어져 있는 기름(散膏)이 반 근 있다고 표현했다. 기능적으로 인체의 중앙에 위치하여 사방으로 영양물질을 공급해주는 역할을 하므로 황정(黃庭)이라고 한다. 〈醫學綱目〉에서는 비가 위기(胃氣)를 도와 음식을 잘 소화시키도록 하며, 위(胃)는 음식을 받아들이는 것을 주관하고 비는 소화시키는 것을 주관한다고 했다.

(3) 한의학적 비의 생리기능 및 관련 명칭
① 비는 위와 함께 음식물을 소화·흡수해 영양물질을 전신에 공급해주는 기능을 한다. 이를 '비주운화(脾主運化)'라고 하고, 운화기능은 다음 두 가지의 내용을 포함한다.
  ㉠ 수곡정미의 운화: 흡수한 영양분을 온몸의 각 조직과 장기에 공급하는 기능이다. 소화흡수 및 수포(輸布)의 과정에서 암죽(濁)은 위(胃)를 통해 아래의 대장으로 가고, 정미(淸)는 상부의 심폐(心肺)를 거쳐 전신으로 퍼지는데, 이를 '위주강탁(胃主降濁)'과 '비주승청(脾主升淸)'이라 한다.
  ㉡ 수액의 운화: 수분의 흡수와 순환 및 배설에 관련된 기능이다. 체액 순환을 촉진하고 배설을 돕는 작용으로 체내 수분대사의 평형을 유지하는 기능을 말하고 이를 '비주수습(脾主水濕)'이라 한다. 체내 수분대사에 관여하는 장기는 폐, 비, 신, 삼초, 방광이다.
② 통섭(統攝)·고섭(固攝)작용을 한다. 이 작용은 다음 두 가지의 내용을 포함한다.
  ㉠ 혈액이 정상적으로 혈맥 속을 따라 순환할 수 있도록 통섭(統攝)한다. 비기(脾氣)가 건실하면 출혈을 막아주는 역할을 하는데, 이를 '비주통섭(脾主統攝)', '비주통혈(脾主統血)'이라고 한다. 이 기능이 장애 되면 코피, 부정자궁출혈, 변혈, 피하출혈 등 출혈 증상이 나타날 수 있다.
  ㉡ 장기들의 '탈출'과 '하수'를 방지한다. 내장 기관들이 제자리에 잘 고정적으로 위치할 수 있도록 자리를 유지해주는 기능이다. 기(氣)의 고섭작용이 보다 구체화된 기능이다.
③ 비의 물리적 본체는 음적이고, 운화기능은 양적인 특징을 가지므로 '체음용양(體陰用陽)'이라 한다.
④ 비는 운화(運化精微, 運化水濕)기능을 주로 하므로, 문제가 발생하면 쉽게 과습(過濕)해지는 경향이 있다. 따라서 비는 음습(陰濕)한 본성을 제어하고 조절하기 위해 조열(燥熱)한 기운을 좋아하는데, 고서에서는 이를 '희조오습(喜燥惡濕)'이라고 했다. 반대로 위는 '희습오조(喜濕惡燥)' 한다.

(4) 비와 밀접한 신체 기관 및 정신사유활동
   ① 위(胃)와 표리·배합 관계에 있으므로 생리적으로나 병리적으로 위(胃)와 밀접한 관계를 이룬다.
   ② 음식물 섭취와 관계되는 입·입술과 밀접하게 연관되는데, 고서에서는 이를 '비개규어구(脾開竅於口), 비기통어구(脾氣通於口)'라고 표현한다.
   ③ 한의학에서 침은 두 종류로 나뉘는데, 비는 군침(涎, 연)과 밀접하다. 식사와 같은 자극을 주면 귀밑샘의 분비량이 많아지는데, 이때 분비되는 물처럼 멀건 침이 연(涎)이고, '비액(脾液)'이라 한다.
   ④ 골격근의 영양상태와 팔다리의 활동과도 관련된다. 고서에서는 이를 '비합육(脾合肉), 비주사지(脾主四肢), 비주기육(脾主肌肉)'으로 표현한다.
   ⑤ 비(脾)는 골똘히 생각하는 것(思)과 밀접한 관계가 있다. 고서에서는 골똘히 생각하면 기(氣)가 한 곳에 맺힌다고 했는데, 마음에 걸린 것이 풀리지 않으니 기(氣)도 역시 머물러 맺히는 원리이다.
   ⑥ 정신활동 중에서는 의(意)와 밀접하다. 의(意)는 사실에 대한 정보를 떠올리고(回想), 새로운 정보와 비교·분석하여 판단의 기준을 마련하는 정신활동이다. 즉, 계산하고 비교하는 과정(計較)이다.
   ⑦ 비(脾)를 나타내는 단어: 後天之本, 氣血生化之源, 喜燥惡濕, 濕土, 交通心腎, 升降之樞.
   ⑧ 비(脾)의 특성과 관련된 원문
      ㉠ 脾重二斤三兩, 扁廣三寸, 長五寸, 有散膏半斤, 主裹血, 溫五藏, 主藏意 〈難經〉
      ㉡ 飮入於胃, 游溢精氣, 上輸於脾, 脾氣散精, 上歸於肺. 通調水道, 下輸膀胱,
         水精四布, 五經幷行, 是脾爲胃行其津液者 〈醫方類聚〉
      ㉢ 脾者俾也, 在胃下俾助胃氣, 主化水穀也. 胃主受納, 脾主消磨 〈醫學綱目〉
      ㉣ 諸濕腫滿, 皆屬於脾 〈素問·至眞要大論〉
      ㉤ 心惡熱, 肺惡寒, 肝惡風, 脾惡濕, 腎惡燥, 是謂 '五惡' 〈素問·宣明五氣篇〉
      ㉥ 思則心有所存 神有所歸 正氣留而不行 故氣結矣 〈素問·擧痛論〉

(5) 한의학에서 비병의 경향성
   ① 비장은 양적인 운화기능이 주(主)가 되므로, 주로 비의 양기(陽氣)를 중심으로 병이 나타난다.
   ② 비는 소화기능을 주로 하기 때문에 비병이 생기면 소화계통에 문제가 생긴다. 소화장애, 복부팽만, 설사, 변비, 식욕부진, 얼굴빛이 누르스름한 등의 증상이 나타난다.
   ③ 비양허(脾陽虛)는 위장관에 혈액순환이 원활하지 않아 비(脾)의 온기가 부족한 상태로, 찬 음식을 잘 먹지 못하고, 잘 설사하고, 팔다리가 차가워지는 등의 증상으로 나타난다.
   ④ 비기(脾氣)는 내장의 위치를 고정하는 고섭기능, 혈이 혈관내로 잘 흐르게 잡아주는 통섭기능을 하므로 비기허(脾氣虛)의 경우 탈항, 자궁하수, 위하수, 변혈, 부정자궁출혈, 자궁루혈 등이 나타난다.
   ⑤ 비주사말(脾主四末)인데, 비병이 생기면 사지를 영양할 수 없으므로 팔다리에 힘이 없으며, 잘 붓고, 팔다리가 차가워지는 증상이 나타난다.
   ⑥ 비는 군침(涎)과 밀접한데, 비위(脾胃)가 허한(虛寒)하면 차가운 침이 위로 넘쳐 유연증(流涎症, salivation)이 쉽게 나타난다. 유연증은 침샘 분비의 항진증으로 타액 분비가 과다한 경우이다.
   ⑦ 관련 원문
      ㉠ 脾藏營, 營舍意. 脾氣虛則四肢不用, 五藏不安. 實則腹脹, 涇溲不利 〈靈樞·本神〉
      ㉡ 脾統血. 脾氣虛則不能收攝. 脾化血. 脾氣虛則不能運化 〈景岳全書〉
      ㉢ 脾爲孤藏 中央土以灌四傍 其太過與不及 其病皆何如.
         岐伯曰 太過則令人四肢不擧 其不及則令人九竅不通 名曰重强 〈素問·玉機眞藏論〉

6. 오장(五臟) - 폐(肺)

(1) 폐의 정의
- ① 서양의학의 폐: 호흡을 담당하는 필수적인 기관으로, 들숨과 날숨을 통해 산소를 받고 이산화탄소를 배출하는 기관이다. 심장, 혈관과 함께 체순환계와 폐순환계를 이룬다.
- ② 한의학의 폐: 호흡을 통해 전신 기(氣)의 승강출입(升降出入) 운동을 주관하는 기관이다. 호흡을 통해 얻은 산소가 풍부한 공기를 '청기(淸氣)'라고 하는데, 폐는 이러한 청기를 온몸의 각 조직과 기관에 골고루 공급해주는 기관이다. 폐는 심의 바로 옆에 붙어있으며 심장의 혈액순환을 돕는다.

(2) 폐의 위치와 형태 및 구조
- ① 서양의학의 폐: 흉곽 안에 위치하며 심장을 가운데 두고 오른허파와 왼허파로 나뉜다. 횡격막 바로 위에서 빗장뼈의 위쪽까지의 공간을 꽉 채우고 있다.
- ② 한의학의 폐: 상초(上焦)에 위치한다. 오장 중 가장 위에 있으므로 오장을 덮는 형상이라고 하여 '화개(華蓋, 아름답게 꾸민 큰 우산)'라고 부른다. 고서에서는 폐의 형태가 사람의 어깨와 비슷하고, 색이 백옥과 같으며, 내부는 텅 비어있는 모양이 벌집(蜂窠)과 같다고 했다. 또한 6개의 엽(葉)과 2개의 포엽(布葉)으로 되어 총 8엽으로 이루어진다고 했다.

(3) 한의학적 폐의 생리기능 및 관련 명칭
- ① 호흡을 통해 전신 기(氣)의 승강출입(升降出入) 운동을 주관한다. 기의 운동(氣機)은 선발·숙강으로 표현되는데, 고서에서는 이를 '폐주기(肺主氣), 폐주선발·숙강(肺主宣發·肅降)'이라고 한다.
  - ㉠ 선발(宣發): 위와 밖으로 선포하고 발산하는 특성. 선발작용은 위로 기도(氣道)를 잘 통하게 하며, 위기(衛氣)를 체표로 잘 보내주고, 한공(汗孔)을 잘 통하게 하여 땀 배출을 원활하게 한다.
  - ㉡ 숙강(肅降): 오장 중 가장 높이 위치하여 받아들인 청기를 온몸으로 보내주는 특성을 말한다. 아래로, 안으로 청정(淸淨)하게 하고 하강시키는 생리적 특성을 지칭한다. = '청숙하강(淸肅下降)'
- ② 폐가 받아들인 청기(淸氣)와 비의 운화작용에 의해 만든 곡기(穀氣)를 더해 종기(宗氣)를 만든다.
- ③ 폐는 심장과 (혈관으로) 긴밀히 연결되어 있고, 종기를 통해 혈액을 추동하여 전신 순환을 돕는다. 폐가 심을 도와 혈액순환을 촉진함을 '폐자상부지관(肺相者傅之官), 폐주치절(肺主治節)'이라 하고, 온몸의 혈액이 폐를 거쳐 가는 것을 '폐조백맥(肺朝百脈)'이라고 표현했다.
- ④ 폐는 기를 주관하고, 기는 진액과 혈을 재체(載體)로 하므로 체액 순환에도 관여한다. 고서에서는 이를 '폐주행수(肺主行水)'라 한다. 폐는 수지상원(水之上原)으로써 '통조수도, 하수방광' 한다.
- ⑤ 폐는 항상 공기와 접촉하며 지나치게 데워진 몸의 온도를 적절히 식혀주는 냉각기의 역할도 한다.

(4) 폐와 밀접한 신체 기관 및 정신사유활동
- ① 대장(大腸)과 표리·배합 관계에 있으므로 생리적으로나 병리적으로 서로 밀접한 관계를 이룬다.
- ② 폐는 피부와 체모, 즉 피모(皮毛)와 밀접한 관계가 있다. 이를 '폐주피모(肺主皮毛)'라고 한다.
- ③ 감정 중 우울감(憂), 슬픔(悲)과 관련이 있다. 이때 슬픔(悲)은 외부요인으로 인한 것(自外來)이고, 우울감(憂)은 내적요인으로 인한 것(自內發)이라고 본다.
- ④ 오신(五神) 중에서는 백(魄)과 밀접하다. 백은 폐(肺)의 기능 활동으로부터 발현되는 육체의 발달, 음적(陰的)인 정신활동, 입력되는 감각 정보 등 내부로 수장(受藏)되는 형태의 정신활동이며, 본능적인 몸동작과 감각을 표현하기도 한다.

⑤ 폐는 코·콧물과 밀접한 관계가 있다. 이를 '폐개규어비(肺開竅於鼻), 폐위체(肺爲涕)'라고 한다.
⑥ 폐(肺)의 호흡기능은 신(腎)의 협조로 완성되는데, 이 관계를 '肺爲氣之主, 腎爲氣之本'이라 한다.
⑦ 폐(肺)는 선발(宣發)작용을 통해 목소리를 주관하는데, 이를 '폐주성(肺主聲)'이라 한다. 폐기(肺氣)가 왕성하면 목소리가 맑고 우렁차며, 폐기가 부족하면 목소리가 약하다. 풍한사(風寒邪)에 감촉되어 목이 쉬는 것을 '금실불명(金實不鳴)'이라 하고, 내상폐로(內傷肺勞)로 폐기가 상해서 목이 쉬는 것을 '금파불명(金破不鳴)'이라고 한다.
⑧ 폐(肺)의 특성을 나타내는 단어: 華蓋, 嬌臟, 臟之長, 五藏六府之蓋, 心之蓋, 虛如蜂窠, 身之橐籥, 外天, 牝臟, 陽中之陰, 肺所主之氣屬衛, 肺位于上焦胸中上連氣道, 喉爲門戶開竅于鼻, 氣之本(主).
⑨ 폐(肺)의 특성과 관련된 원문
  ㉠ 肺者 氣之本 魄之處也 其華在毛 其充在皮 爲陽中之太陰 通於秋氣 〈素問·六節臟象論〉
  ㉡ 肺者 相傅之官 治節出焉 可刺手太陰之源 〈素問·靈蘭秘典論〉
  ㉢ 肺重三斤三兩 六葉兩耳 凡八葉 主藏魄 〈難經〉
  ㉣ 諸氣者皆屬於肺 〈素問·五藏生成論〉, 諸氣膹鬱 皆屬於肺 〈素問·至眞要大論〉
  ㉤ 悲卽氣消 … 憂卽氣沈 〈素問·擧痛論〉
  ㉥ 上焦開發 宣五穀味 熏膚 充身 澤毛 若霧露之漑 是謂氣 〈靈樞·決氣〉
  ㉦ 肺爲水之上源 肺主行水 〈血證論〉

(5) 한의학에서 폐병의 경향성
  ① 폐(肺)의 기능은 크게 양기(陽氣)의 기능과 음혈(陰血)의 기능으로 구분해 볼 수 있다.
    ㉠ 폐기(肺氣)·폐양(肺陽): 폐는 기(氣)를 주관하는 장기이므로, 폐의 병리에서 폐기(肺氣)는 언급하지만, 폐양(肺陽)은 잘 언급하지 않는다. 승산(升散) 작용을 폐양(肺陽)의 작용으로 볼 수도 있으나, 이는 폐기(肺氣)의 선발기능으로 본다. 폐기는 허(虛)·실(實)의 병리가 모두 나타난다.
    ㉡ 폐혈(肺血)·폐음(肺陰): 폐는 조백맥(朝百脈, 온몸의 혈액은 모두 폐를 거쳐감)하므로 폐의 혈허(血虛)는 매우 드물게 나타난다. 따라서 폐음허(肺陰虛)는 언급하지만 폐혈허는 언급하지 않는다.
  ② 폐기허(肺氣虛)는 비(脾)를 통한 기의 생산이 부족하거나, 기의 소모가 큰 경우 생긴다. 증상으로는 호흡 기능의 저하, 발성 미약, 위기(衛氣)의 허약으로 인한 면역력 저하, 자한(自汗) 등이 있다.
  ③ 폐음허(肺陰虛)는 오후나 밤에 발열이 조수(潮水)처럼 나타나는 허열 증상(午後潮熱), 마른기침(乾咳), 구갈(口渴), 걸쭉한 가래(燥痰), 도한(盜汗), 심하면 객혈(喀血) 등의 증상을 보인다.
  ④ 폐병은 일반적으로 기침, 가래, 호흡, 목소리, 콧물 등에 변화를 동반하는데, 병의 원인이 허(虛)해서인지, 실(實)해서인지에 따라 증상의 발현 양상이 다르다.
  ⑤ 관련 원문
    ㉠ 邪在肺, 則病皮膚痛, 寒熱上氣喘汗出, 咳動肩背 〈靈樞·五邪〉
    ㉡ 肺病者, 喘咳逆氣, 肩背痛汗出, 尻陰股膝髀腨胻足皆痛. 虛則少氣不能報息, 耳聾嗌乾 〈東醫寶鑑〉
    ㉢ 肺氣虛則鼻息不利少氣. 實則喘喝胸憑仰息 〈靈樞·本神〉
    ㉣ 肺藏氣. 氣有餘則喘咳上氣. 氣不足則息利少氣 〈素問·調經論〉
    ㉤ 悲則心系急, 肺布葉擧, 而上焦不通, 營衛不 散, 熱氣在中 〈素問·擧痛論〉
    ㉥ 喉嚨者 氣之所以上下者也. 會厭者 聲音之戶也 〈靈樞·憂恚無言〉
    ㉦ 故五氣入鼻 藏於心肺, 心肺有病 而鼻爲之不利也 〈素問·五臟別論〉

7. 오장(五臟) - 신(腎)

(1) 신의 정의

① 서양의학의 신: 콩팥. 아랫배의 등쪽(背)에 쌍으로 존재하며 노폐물 배설, 산염기평형, 전해질 대사, 혈압조절 등에 관여하여 체내 항상성을 유지하는 기능을 한다.

② 한의학의 신: 하초(下焦)에 위치하며 정(精)을 간직하고 있다. 수분·전해질대사(water-electrolyte metabolism)에 관여한다는 점은 서양의학과 유사하나, 한의학에서는 신장(腎臟)에 아래와 같은 기능들이 추가된다. 신은 정(精)과 신수(腎水)를 주요하게 다루므로 신혈(腎血)은 언급하지 않는다.

 ㉠ 신정(腎精): 생식능력을 조절하는 성(性) 기능. 인체의 생장과 발육, 생식에 관여한다.
 ㉡ 신기(腎氣): 깊은 들숨을 가능하게 하는 납기(納氣), 인체의 정기를 간직하는 봉장(封藏)기능.
 ㉢ 신음(腎陰): 물(腎水)을 만들어내는 기능. 각 조직을 윤활(潤滑)하고 냉각(冷却, 과항진방지)한다.
 ㉣ 신양(腎陽): 우리 몸의 열을 만들어내는 근원인 보일러 역할을 한다. 명문(命門)이라고도 한다.

(2) 신의 위치와 형태 및 구조

① 서양의학의 신: 아래쪽 복막강의 좌측과 우측에 하나씩 위치한다. 우측 콩팥은 간장(肝臟) 바로 아래에 위치하며, 좌측 콩팥은 횡격막 아래 비장(脾臟) 근처에 자리한다. 색은 적갈색이며 강낭콩 모양이다. 노폐물을 실은 혈액은 신장의 네프론(nephron)을 거쳐 소변이 되며, 콩팥깔때기를 지나 요관(尿管)을 통해 방광에 저장된다.

② 한의학의 신: 신장은 14椎(흉추11번~요추3번) 아래 좌우로 각 1寸 5分 떨어진 곳에 존재한다. 모양은 강두(豇豆)와 같고, 서로 마주 보며 약간은 굽은 모양으로 척추의 양측에 부착되어 있다. 좌측 신장은 물을 만들어내는 기능을 하고, 우측 신장은 생명온도(optimal temperature for life)를 맞추는 우리 몸의 보일러와 같은 기능을 하는 곳이라고 하여 '좌신·우명문(左腎·右命門)'이라 한다.

(3) 한의학적 신의 생리기능 및 관련 명칭

① 신은 좌우 양측의 기능을 구분하여 '좌신·우명문(左腎·右命門)'으로 보는데, 각 기능은 다음과 같다.

 ㉠ 좌신(左腎): 몸 안의 수분, 즉 체액 대사를 주관한다. 신수(腎水)를 통해 인체 각 조직과 기관을 윤활하고, 기능이 항진되는 등의 과열을 방지한다. 신수는 우리 몸 다른 곳에서 만들어지는 물에 비해 농도가 가장 진하며 전신의 자윤, 영양, 과열 방지, 영정(寧靜, 안정화)의 기본이 된다. 이를 '신주수(腎主水), 신주진액(腎主津液)'이라고 한다. 폐(肺)·비(脾) 또한 체액 대사에 관여한다.

 ㉡ 우명문(右命門): 인체 생명 활동에 최적의 온도를 유지하기 위한 열에너지를 만드는 보일러와 같은 기능을 한다. 명문(命門)이라고 하며, 이곳에서 만들어진 열에너지는 혈액을 통해 전신에 골고루 분포하여 생명 활동을 유지하게 한다. 신음을 기반으로 기화(氣化)작용을 통해 열기를 만든다.

② 양측을 하나의 완전체로 보았을 때 '수화지장(水火之臟)'이라 하고 기능은 아래와 같다.

 ㉠ 신정(腎精)을 간직한다. 신정(腎精)은 오장육부지정(五臟六腑之精)과 생식지정(生殖之精)의 기본이 된다. 고서에서는 신(腎)이 정(精)을 간직하며 신기(腎氣)가 왕성해야 몸이 튼튼하고, 이로써 정교하고 민첩한 활동을 가능하게 한다고 했다. '신장정(腎藏精), 신주기교(腎主伎巧), 작강지관(作强之官)'이라 한다.

 ㉡ 신기(腎氣)를 통해 성장·발육·성기능의 원동력이 된다. 또한 호흡에 있어서는 깊은 들숨(吸氣)을 가능하게 하며, 신정(腎精)을 신에 저장하고 보호하는 기능을 한다. 이를 '신주납기(腎主納氣), 봉장지본(封藏之本)'이라고 한다.

(4) 신과 밀접한 신체 기관 및 정신사유활동
   ① 방광(膀胱)과 표리·배합 관계에 있으므로 생리적으로나 병리적으로 서로 밀접한 관계를 이룬다.
   ② 골(骨), 수(髓, 뇌수·척수·골수를 포함)와 밀접한 관련이 있다. 고서에서는 뇌수(腦髓, 뇌)의 작용과 골격의 성장과 발육이 모두 신(腎)의 정기(精氣)와 관련이 있다고 했으며, 이를 '뇌위수지해(腦爲髓之海), 신주골(腎主骨), 신생골수(腎生骨髓)'라고 했다. 또한 치아는 골의 여분으로 만들어진다고 보았다(齒爲骨之餘).
   ③ 허리(腰)의 상태와 밀접하다. 이를 '요위신지부(腰爲腎之府)'라고 한다.
   ④ 점도가 높고 잘 끊어지지 않아 끈적이는 느낌(唾:타)과 밀접하다. 턱밑샘, 혀밑샘에서 분비된다.
   ⑤ 이음(二陰, 생식기와 항문)과 밀접하다. 대소변의 이상(頻尿, 五更泄瀉)은 신양(腎陽)과 관련된다.
   ⑥ 귀(耳)의 상태와 밀접하다. 이를 '신주이(腎主耳)'라고 한다.
   ⑦ 머리카락(髮) 상태와 밀접하다. 머리카락은 신(腎)의 건강상태를 반영하며, 혈(血)상태도 반영한다.
   ⑧ 감정 중에서는 무서워하는 것(恐), 놀라는 것(驚)과 관계가 있다.
   ⑨ 정신활동 중에서는 지(志)와 밀접하다. 지(志)는 최종적인 결정을 내리는 정신활동이며, 결정된 사항을 장기기억으로 저장하고 기억하는 기능까지를 포함한다.
   ⑩ 신(腎)의 특성을 나타내는 단어: 先天之本, 性命之根, 腎者 主蟄 封藏之本 精之處也, 腰爲腎之府, 牝藏, 陰中之陰, 作强之官, 水火之臟, 氣之根(本).
   ⑪ 신(腎)의 특성과 관련된 원문
      ㉠ 腎者 主蟄封藏之本 精之處也 〈素問·六節臟象論〉
      ㉡ 腎者主水 受五藏六府之精而藏之 故五藏盛 乃能寫 〈素問·上古天眞論〉
      ㉢ 肺爲氣之主 腎爲氣之根. 肺主出氣 腎主納氣 陰陽相交 呼吸乃和 〈景岳全書〉
      ㉣ 命門爲精血之海, 脾胃爲水穀之海, 均爲五臟六腑之本. 然, 命門爲元氣之根, 爲水火之宅, 五臟之陰氣非此不能滋; 五臟之陽氣非此不能發 〈景岳全書〉
      ㉤ 北方黑色, 人通於腎, 開竅於二陰 〈金匱眞言論〉
      ㉥ 腎者 胃之關也, 關門不利, 故聚水而從其類也 〈水熱穴篇〉
      ㉧ 呼出心與肺, 吸入腎與肝, 呼吸之間, 脾受穀味也, 其脈在中, 浮者陽也, 沈者陰也, 故曰陰陽 〈難經〉

(5) 한의학에서 신장병의 경향성
   ① 신의 병리는 크게 정기(腎中精氣)부족과 음양(腎之陰陽)실조로 나누어 볼 수 있다.
   ② 신정허(腎精虛): 인체의 성장과 발육, 생식에 대한 촉진작용이 감퇴 되어 조쇠(早衰), 발기부전 등이 나타난다. 정은 골, 수(髓), 치아, 모발과도 관계되므로 이러한 부위의 자양기능이 감퇴 된다.
   ③ 신기허(腎氣虛): 신기불고(腎氣不固) 혹은 신불납기(腎不納氣)로도 쓰인다. 구체적으로는,
      ㉠ 봉장(封藏) 기능을 상실하여 정(精)과 소변(尿)을 적시에만 내보내는 기능이 장애 되면
         유정(遺精), 활정(滑精), 조루(早漏), 유뇨증, 야뇨증, 소변실금, 야뇨빈다 등의 증상이 나타난다.
      ㉡ 깊은 들숨을 가능하게 하는 신기(腎氣)가 허해지면 기단천식(氣短喘息), 호다흡소(呼多吸少), 동즉천심(動則喘甚) 등의 증상이 나타난다.
   ④ 신음허(腎陰虛): 신정허 증상을 포함하며 진음(眞陰)·신수(腎水)가 부족해 오심번열(五心煩熱), 요슬산연(腰膝酸軟), 조열도한(潮熱盜汗), 이명(耳鳴), 치요발탈(齒搖髮脫), 유정(遺精) 등이 보인다.
   ⑤ 신양허(腎陽虛): 온후(溫煦)작용을 못해 몸이 차가워지고, 기화(氣化)기능이 장애받아 체내 병리적인 수습(水濕)이 증가된 상태를 말한다. 요슬냉통, 뇨소부종, 오경설사, 소변청장 등이 나타난다.

⑥ 관련 원문
　㉠ 有所用力擧重, 若入房過度, 汗出浴水, 則傷腎 〈靈樞·邪氣藏府病形〉
　㉡ 久坐濕地, 强力入水, 則傷腎 〈難經〉
　㉢ 髓海有餘, 則輕勁多力, 自過其度; 髓海不足, 則腦轉耳鳴, 脛痠眩冒, 目無所見, 懈怠安臥. 〈海論〉
　㉣ 腎氣虛則厥, 實則脹 〈靈樞·本神〉
　㉤ 腎實則腹大脛腫, 喘咳身重, 寢汗出憎風. 虛則胸中痛, 大腹小腹痛, 淸厥意不樂 〈東醫寶鑑〉
　㉥ 腎虛則心懸如飢, 善恐 〈醫學入門〉
　㉦ 腎與臍相對, 與腰相應. 腰者, 腎之外候 〈東醫寶鑑〉

8. 심포(心包)

(1) 심포의 정의
① 심포락(心包絡)이라고도 한다. 한의학에만 존재하는 개념으로, 심장의 겉면을 둘러싸고 있는 막과 이에 부착된 낙맥(絡脈)을 통틀어 이르는 말이다.
② 심장의 기능을 대행하면서, 동시에 심장을 보호하는 '무형의 장부'로 본다.
③ 심장의 기능을 대신해주기 때문에 '신사지관(臣使之官)'이라고도 불린다.
④ 심(心)과 함께 정신활동에 관여한다고 본다. 열(熱)이 심포락(心包絡)에 침입하면 신명(神明)을 주관하는 심(心) 기능이 장애 되어 헛소리를 하고, 혼수상태에 빠지거나, 경련 증상이 나타난다.
⑤ 심포(心包)와 간(肝), 심(心), 비(脾), 폐(肺), 신(腎)을 통틀어 육장(六臟)이라 한다.
⑥ 육부 중 삼초(三焦)와 표리 관계를 이룬다.

(2) 심포와 관련된 원문
① 心包絡, 實乃裹心之膜, 包于心外, 故曰心包絡也 〈醫學正傳〉
② 膻中者 心主之宮城也 〈靈樞·脹論〉
③ 膻中者 爲氣之海 其輸上在於柱骨之上下 前在於人迎 〈靈樞·海論〉
④ 心包者 少陰君主之護衛也 〈類經附翼〉
⑤ 手少陰與心主別脈也 心主與三焦爲表裏 俱有名而無形 故言經有十二也 〈難經〉
⑥ 膻中者 臣使之官 喜樂出焉 〈素問·靈蘭秘典論〉
⑦ 心之下有心包絡 卽膻中也 象如仰盂 心卽居于其中 〈醫貫〉

Chapter 03. 장상

02. 육부(六腑)

02. 육부(六腑)의 개념과 기능

1. 육부(六腑) - 담(膽)

(1) 담(膽)의 정의

① 서양의학의 담: 간에서 분비된 쓸개즙(膽汁)을 저장하는 주머니다. 담낭(膽囊)이라고 한다.
② 한의학의 담: 육부(六腑)에 속하면서 기항지부(奇恆之府)에도 속하는 장기이다. 담즙(膽汁)을 저장했다가 배설하여 소화작용을 돕는다. 간(肝)과 표리관계에 있으며, 아래의 이명(異名)이 있다.

　㉠ 중정지부(中精之府)　　　　　　　　㉢ 청정지부(淸淨之府)
　㉡ 중청지부(中淸之府)　　　　　　　　㉣ 중정지관(中正之官)

(2) 담(膽)의 기능과 관련 원문

① 담즙의 저장과 분비를 통해 음식물의 소화를 돕는다. 담즙은 간의 여기(餘氣)로 만들어지며, 담에 저장되었다가, 간의 소설(疎泄)기능에 의해 분비된다.
　- 肝之餘氣, 溢入於膽, 聚而成精 〈脈訣〉
　- 膽在肝之短葉間 重三兩三銖 盛精汁三合 〈難經集註〉
　- 難經曰, 心盛精汁三合, 脾有散膏半斤, 膽盛精汁三合 〈東醫寶鑑〉
　- 肝氣熱, 則膽泄口苦, 筋膜乾 〈東醫寶鑑〉

② 대담함, 용감함 등의 정신활동과 관계가 깊다. 이를 '담기주승(膽氣主升), 주용겁(主勇怯)'이라 한다.
　- 膽 敢也 言其人有膽氣果敢也 〈難經集註〉
　- 膽者, 少陽春生之氣, 春氣升則萬化安, 故膽氣春升, 則餘臟從之 〈景岳全書〉

③ 담(膽)은 오장·육부의 기능 활동을 조절하며 결단(決斷)하는 것을 주관한다.
　- 膽稟剛果之氣 故爲中正之官 而決斷所出 〈類經〉
　- 凡十一臟, 皆取決於膽也 〈景岳全書〉

2. 육부(六腑) - 소장(小腸)

(1) 소장(小腸)의 정의

① 서양의학의 소장: 이자액·장액·담즙에 의해 음식물이 완전히 소화되는 곳. 위에서 소독된 음식은 위액과 섞여 소장으로 이동한다. 소장은 대부분의 영양분을 흡수하고 찌꺼기는 대장으로 보낸다.
② 한의학의 소장: 위액에 의해 암죽이 된 음식물을 받아들여(受) 영양분은 흡수하고 찌꺼기는 대장으로 보내는 '비별청탁(泌別淸濁)'하는 부(腑)이다. 심(心)과 표리관계에 있다.

(2) 소장(小腸)의 기능과 관련 원문

① 수성화물(受盛化物) 한다. 위에서 초보적으로 소화된 음식물을 받아들여 본격적으로 소화한다는 뜻이다. 이러한 기능 때문에 소장을 '수성지부(受盛之府), 수성지관(受盛之官)'이라고도 부른다.
　- 小腸者 受盛之官 化物出焉 〈素問·靈蘭秘典論〉

② 비별청탁(泌別淸濁) 한다. 영양분(淸)은 흡수하고 찌꺼기(濁)는 대장으로 보내는 분리 과정이다.
　- 自小腸下口, 泌別淸濁, 水液入膀胱爲溲尿, 滓穢入大腸爲大便 〈難經〉

③ 소장은 1차, 2차에 나누어 수액 흡수를 진행한다. 1차로 흡수한 淸液은 心으로 보내서 재사용하고, 2차로 흡수한 淸液은 방광으로 내보낸다. 이때 1차로 흡수한 것을 '소장주액(小腸主液)'이라 하고, 2차로 흡수한 것은 방광으로 보내 배설하므로 '수도지상원(水道之上源)'이라 한다. (※肺: 水之上原)

3. 육부(六腑) - 위(胃)

(1) 위(胃)의 정의

① 서양의학의 위: 식도와 십이지장(소장) 사이에 있는 소화관의 일부로, 음식물을 일시적으로 저장하며 소독하고, 단백질을 분해하는 등 일부 소화작용을 거쳐 소장으로 내려보내는 역할을 한다.

② 한의학의 위: 음식물을 받아들여 소화·흡수하고, 암죽(粥)이 된 음식물을 소장으로 내려보내는 기관이다. 비(脾)와 표리관계에 있으며, 비위는 기혈을 만들어내는 근원이므로 이명(異名)이 많다.

- ㉠ 오장육부지해(五臟六腑之海)
- ㉡ 오곡지부(五穀之府)
- ㉢ 육부지해(六府之海)
- ㉣ 육부지대원(六府之大源)
- ㉤ 수곡혈기지해(水穀血氣之海)
- ㉥ 수곡지해(水穀之海)
- ㉦ 태창(太倉)
- ㉧ 창름지관(倉廩之官)
- ㉨ 시(胃爲之市)
- ㉩ 후천지본(後天之本)

(2) 위(胃)의 기능과 관련 원문

① 음식물을 받아들이는 기능을 '수납(受納)'이라 하고, 음식물을 위액과 혼합해 암죽(粥) 형태로 만드는 작업을 '부숙수곡(腐熟水穀)'이라고 한다. 중초의 기능으로 대표되고 중초여구(中焦如漚)라 한다.

- 五穀入於胃也 其糟粕津液宗氣 分爲三隧 〈靈樞·邪客〉
- 中焦者 在胃中脘 不上不下 主腐熟水穀 〈難經〉

② 위(胃)에서 소화·흡수한 영양분은 비(脾)의 운화(運化) 작용을 통해 우리 몸 곳곳으로 공급된다.

- 脾爲胃行其津液 〈素問·厥論〉

③ 위는 소화를 거친 음식물을 다시 아래의 소장으로 보낸다. 이를 '위주통강(胃主通降)'이라 한다.

- 胃宜降則和 〈臨證指南醫案〉
- 脾主升擧淸陽, 胃主通降濁陰 〈本經疏證〉

4. 육부(六腑) - 대장(大腸)

(1) 대장(大腸)의 정의

① 서양의학의 대장: 위장관(소화계)의 마지막 부분이다. 음식물 분해 과정은 없고, 주로 수분 흡수를 한다. 대장에 서식하는 세균들이 합성해내는 비타민K, 비타민B5, 비오틴 등의 물질을 흡수한다.

② 한의학의 대장: 소장(小腸)에서 소화·흡수되고 내려온 음식물 찌꺼기에서 수분을 흡수하고 대변으로 만들어 밖으로 내보내는 기능을 한다. 폐(肺)와 표리관계에 있다. 대부(大府)라고도 부른다.

(2) 대장(大腸)의 기능과 관련 원문

① 소장을 통과한 음식물에서 수분(津)을 흡수하는 역할을 하여 '대장주진(大腸主津)'이라 한다. 대장이 흡수한 진(津)중에 청(淸)한 것은 폐로 가서 재사용되고, 탁(濁)한 것은 방광으로 보낸다.

- 肺主氣而下絡大腸, 大腸主津而上承肺 〈本經疏證〉
- 大腸主津 小腸主液 〈脾胃論〉

② 수분을 흡수하고 남은 찌꺼기(殘渣)를 '조박(糟粕)'이라 하고, 이를 항문으로 배출하는 기능을 한다. 이 때문에 대장을 '전도조박(傳導糟粕), 전도지부(傳導之府), 전도지관(傳導之官)'이라고 한다.

- 大腸者, 傳導之官, 變化出焉 〈東醫寶鑑〉

5. 육부(六腑) - 방광(膀胱)

(1) 방광(膀胱)의 정의

① 서양의학의 방광: 신장에서 보내는 소변(尿)을 저장했다가 일정량이 차면 배출시키는 근육 기관.
② 한의학의 방광: 소변을 저장했다가 배설하는 기능을 한다. '유상구이무하구(有上口而無下口)'라고 하여 신기(腎氣)의 기화작용(氣化作用)이 있어야만 소변이 몸 밖으로 배설된다. 신(腎)과 표리관계에 있다. 방광은 '수액이 모이는 곳'이라고 하여 아래와 같은 다양한 이명(異名)이 있다.

㉠ 진액지부(津液之府)
㉡ 정부(淨府)
㉢ 요포(尿胞)
㉣ 포(胞)
㉤ 포지실(胞之室)
㉥ 주도지관(州都之官)

(2) 방광(膀胱)의 기능과 관련 원문

① 신에서 생성된 소변을 저장했다가, 신의 기화작용을 통해 배설한다.
  - 膀胱者 州都之官 津液藏焉 氣化則能出矣 〈素問·靈蘭秘典論〉
  - 腎陽虛 膀胱氣化不通降 〈臨證指南醫案〉

6. 육부(六腑) - 삼초(三焦)

(1) 삼초(三焦)의 정의

① 한의학의 삼초: 해부학상 실질적인 형태는 없으나 오직 기능만 존재하는 육부 중 하나이다. 몸통(體幹)을 상·중·하로 나눈 개념으로, 상초(上焦), 중초(中焦), 하초(下焦)로 나눈다. 심포(心包)와 표리관계에 있다. 상초에는 횡격막 위에 위치한 폐(肺), 심(心), 심포락(心包絡) 3개의 장기가 속해 있다. 중초에는 횡격막 아래에서 배꼽까지의 부위에 해당하는 비(脾), 위(胃) 2개의 장기가 속해 있다. 하초에는 배꼽 아래 하복부에 위치한 간(肝), 신(腎), 방광(膀胱), 소장(小腸), 대장(大腸)등 여러 개의 장기가 속해있다. 오장육부를 비롯한 모든 장기들은 삼초를 통하여 영양물질을 받는다.

㉠ 외부(外府)
㉡ 고부(孤府)
㉢ 결독지관(決瀆之官)
㉣ 중독지부(中瀆之府)

(2) 삼초(三焦)의 기능과 관련 원문

① 원기(元氣)가 다니는 통로 역할을 한다. 모든 기(氣)의 승강출입(升降出入) 운동은 삼초를 통해 이루어지므로 이를 '주지제기(主持諸氣), 원기지별사(原氣之別使)'라고 한다. 기는 진액과 혈에 실려 다니므로 수액운행과 수곡정미의 운행으로 나누어 볼 수 있다.
  - 三焦者 原氣之別使也 主通行三氣 經歷於五藏六府 … 主持諸氣 有名而無形 〈難經〉
② 원기(元氣)는 진액(津液)에 실려 신체 곳곳을 다니므로, 삼초는 '수도(水道)를 소통'시킨다고 한다. 대사산물과 수분을 소변이나 대변으로 나가도록 하는 기능이다. '원기지별사(原氣之別使), 결독지관(決瀆之官)'라고 한다. 체액(體液) 운행의 도로(道路)로써의 기능을 강조한 것이다.
  - 三焦者 決瀆之官 水道出焉 〈素問·靈蘭秘典論〉
③ 원기(元氣)는 혈(血)에 실려 신체 곳곳을 다니는데, 혈에는 음식물에서 섭취한 영양성분이 풍부하므로 이를 '수곡지도로(水穀之道路)'라고 한다. 수곡정미(水穀精微)의 운행을 강조한 것이다.
  - 三焦者 水穀之道路 氣之所終始也 〈難經〉

Chapter 03. 장상

03. 기항지부(奇恒之腑)

03. 기항지부의 개념과 기능

1. 기항지부(奇恒之腑)의 특성

① 뇌(腦), 수(髓), 골(骨), 맥(脈), 담(膽), 여자포(女子胞, 자궁)를 통틀어 일컫는다.
- 腦髓骨脈膽女子胞此六者 地氣之所生也. 皆藏於陰而象於地 故藏而不寫 名曰奇恒之府 〈五臟別論〉

② 기항(奇恒)은 '보통과 다른 것'을 의미한다. 항상(恒常)의 육부(六腑)와 다르다는 뜻이다. 정확히는 생리기능과 형태가 오장·육부와 구별되는 독특한 기관과 조직이라는 뜻에서 나온 명칭이다.

③ 기능적으로는 오장(五臟)과 비슷하여 음정(陰精)을 저장하나, 형태적으로는 육부(六腑)와 비슷하여 속이 빈 공강(空腔)이 있다. 담(膽, 쓸개)을 제외하고는 표리·배합되는 장부가 없다.

④ 담(膽)만 간(肝)과 표리·배합 관계에 있다. 담은 담즙(膽汁, 쓸개즙)을 저장(藏)하는데, 담즙은 탁한 것이 아닌, 맑고 깨끗한 것이므로 담을 기항지부에 소속시켰다.

⑤ 기항지부는 기경팔맥(奇經八脈)과 밀접한 연관이 있으며, 오장과도 상호 연관된 부분이 존재한다.
  ㉠ 뇌(腦): 신(腎)과 심(心), 그리고 간(肝)과 연관된다.
  ㉡ 수(髓)와 골(骨): 신(腎)과 연관된다.
  ㉢ 맥(脈): 심(心)과 연관된다.
  ㉣ 여자포(女子胞): 신(腎), 심(心)과 연관된다.

2. 뇌(腦), 수(髓), 골(骨)

① 신(腎)은 정(精)을 저장하는데, 정은 골수(骨髓)를 생성하고, 골수는 뼈(骨)를 생성한다.
② 따라서 신정이 충만해야 골수가 생성되고, 골이 튼튼하게 만들어지고 유지될 수 있다.
③ 뇌는 정신작용이 발현되는 기관이기도 하다.

- 腎主骨髓, 而腦爲髓海, 腎氣不成則腦髓不足, 故不能合也 〈東醫寶鑑〉
- 人始生先成其精, 精成而腦髓生 〈靈樞·經脈〉
- 髓海有餘, 則輕勁多力, 自過其度; 髓海不足, 則腦轉耳鳴, 脛痠眩冒, 目無所見, 懈怠安臥 〈靈樞·海論〉

3. 맥(脈)

① 심장과 함께 폐쇄순환계를 이룬다. 혈을 운반하는 통로이다.
- 脈者, 血之府也 〈素問·脈要精微論〉

4. 담(膽)

① 간에서 생성된 담즙(쓸개즙)을 저장하고 간의 소설작용에 의해 배출하는 기관이다.
② 육부에도 포함되고, 기항지부에도 포함되는 유일한 부(腑)이다.

5. 여자포(女子胞)

① 자궁(子宮)을 뜻하며, 임맥(任脈)과 충맥(衝脈)의 생리기능이 반영되는 곳이다.
② 자장(子臟), 자처(子處), 포장(胞臟), 혈장(血臟)이라고도 한다.

- 女子之胞 子宮是也 亦以出納精氣而成胎孕者爲奇 〈類經〉
- 天癸者 謂先天腎中之動氣 化生癸水 至者 謂至於胸中也 〈血證論〉
- 衝主血海, 任主胞胎, 爲婦人血室 〈古今圖書集成醫部全錄〉

04. 단원별 암기내용

※ 장상(五臟六腑)에서 꼭 외워야 할 원문들

① 〈難經〉

七衝門何在?

脣爲飛門

齒爲戶門

會厭爲吸門

胃爲賁門

太倉下口爲幽門

大腸小腸會爲闌門

下極爲魄門

故曰七衝門也.

② 〈靈樞·憂恚無言〉

咽喉者, 水穀之道也

喉嚨者, 氣之所以上下者也

會厭者, 音聲之戶也

口脣者, 音聲之扇也

舌者, 音聲之機也

懸雍垂者, 音聲之關也

頏顙者, 分氣之所泄也.

③ 〈素問·陰陽應象大論〉

形不足者 溫之以氣 精不足者 補之以味

其高者 因而越之

其下者 引而竭之

中滿者 寫之於內

其有邪者 漬形以爲汗

其在皮者 汗而發之

其慓悍者 按而收之

其實者 散而寫之

審其陰陽 以別柔剛 陽病治陰 陰病治陽

④〈素問·靈蘭秘典論〉

心者 君主之官也 神明出焉

肺者 相傅之官 治節出焉

肝者 將軍之官 謀慮出焉

膽者 中正之官 決斷出焉

膻中者 臣使之官 喜樂出焉

脾胃者 倉廩之官 五味出焉

大腸者 傳道之官 變化出焉

小腸者 受盛之官 化物出焉

腎者 作强之官 伎巧出焉

三焦者 決瀆之官 水道出焉

膀胱者 州都之官 津液藏焉 氣化則能出矣

⑤〈素問·至眞要大論〉

諸風掉眩 皆屬於肝

諸痛痒瘡 皆屬於心

諸濕腫滿 皆屬於脾

諸氣膹鬱 皆屬於肺

諸寒收引 皆屬於腎

諸痿喘嘔 皆屬於上

諸厥固泄 皆屬於下

諸禁鼓慄 如喪神守 皆屬於火

諸病附腫 疼酸驚駭 皆屬於火

諸熱瞀瘛 皆屬於火

諸逆衝上 皆屬於火

諸躁狂越 皆屬於火

諸脹腹大 皆屬於熱

諸病有聲 鼓之如鼓 皆屬於熱

諸轉反戾 水液渾濁 皆屬於熱

諸嘔吐酸 暴注下迫 皆屬於熱

諸病水液 澄澈淸冷 皆屬於寒

諸暴强直 皆屬於風

諸痙項强 皆屬於濕

⑥ 〈素問·脈要精微論〉

夫五藏者 身之強也

頭者精明之府 頭傾視深 精神將奪矣

背者 胸中之府 背曲肩隨 府將壞矣

腰者 腎之府 轉搖不能 腎將憊矣

膝者筋之府 屈伸不能 行則僂附 筋將憊矣

骨者髓之府 不能久立 行則振掉 骨將憊矣

⑦ 〈素問·五藏別論〉

腦髓骨脈膽女子胞 此六者地氣之所生也 皆藏於陰而象於地 故藏而不寫 名曰奇恒之府

夫胃大腸小腸三焦膀胱 此五者天氣之所生也 其氣象天 故寫而不藏 此受五藏濁氣 名曰傳化之府

⑧ 〈素問·五藏別論〉

所謂五藏者 藏精氣而不寫也 故滿而不能實 六府者 傳化物而不藏 故實而不能滿也

⑨ 〈靈樞·海論〉

人有髓海 有血海 有氣海 有水穀之海 凡此四者 以應四海也

腦爲髓之海

衝脈者爲十二經之海/血海

胃者水穀之海

膻中者爲氣之海

⑩ 〈素問·五藏生成論〉

諸脈者皆屬於目

諸髓者皆屬於腦

諸筋者皆屬於節

諸血者皆屬於心

諸氣者皆屬於肺

⑪ 〈素問·五藏生成論〉

人臥血歸於肝 肝受血而能視 足受血而能步 掌受血而能握 指受血而能攝

⑫ 〈素問·五藏生成論〉

心之合脈也 其榮色也 其主腎也
肺之合皮也 其榮毛也 其主心也
肝之合筋也 其榮爪也 其主肺也
脾之合肉也 其榮脣也 其主肝也
腎之合骨也 其榮髮也 其主脾也

多食鹹 則脈凝泣而變色 / 多食苦 則皮槁而毛拔
多食辛 則筋急而爪枯 / 多食酸 則肉胝䐢而脣揭 / 多食甘 則骨痛而髮落 此五味之所傷也

色見靑如草玆者死, 赤如衃血者死, 黃如枳實者死, 白如枯骨者死, 黑如火台者死, 此五色之見死.
靑如翠羽者生 赤如鷄冠者生 黃如蟹腹者生 白如豕膏者生 黑如烏羽者生 此五色之見生也.
生於心如以縞裹朱 生於肺如以縞裹紅 生於肝如以縞裹紺 生於脾如以縞裹栝樓實 生於腎如以縞裹紫

⑬ 〈素問·六節藏象論〉

心者 生之本 神之處也 其華在面 其充在血脈 爲陽中之太陽 通於夏氣.
肺者 氣之本 魄之處也 其華在毛 其充在皮 爲陽中之少陰 通於秋氣.
腎者 主蟄封藏之本 精之處也 其華在髮 其充在骨 爲陰中之太陰 通於冬氣.
肝者 罷極之本 魂之居也 其華在爪 其充在筋 爲陰中之少陽 通於春氣.
脾(胃大腸小腸三焦膀胱)者 倉廩之本 營之居也 (名曰器 能化糟粕 轉味而入出者也)
其華在脣四白 其充在肌 (其味甘 其色黃) 此至陰之類 通於土氣. 凡十一藏 取決於膽也.

⑭ <영란비전론>에 나오는 각 五臟六腑의 官名

장부	관명	생리기능	의미	관련 키워드
心者	君主之官	神明出焉	①君主: 인체생명활동을 主宰하며 臟腑 中 가장 중요한 지위 ②神明: 인간의 精神活동과 思想意識의 표현 - 心主血脈을 통하여 각 臟腑組織의 정상활동을 유지하고 동시에 - 神明을 관장하여 정신사유활동의 中樞가 됨	心主血脈 心主神志 牡臟
肺	相傅之官	治節出焉	①相傅: 君主를 보필하는 宰相과 같은 기능 ②治節: 첫째, 온몸의 氣를 조절하여 氣機調暢시키고 精微物質을 　　　　　臟腑, 毛髮, 皮膚에 滋養하여 정상적 생리활동유지 　　　　둘째, 心臟을 도와 血液의 정상적인 순환유지	水之上源 肺好輕 嬌臟 門戶는 喉
肝	將軍之官	謀慮出焉	①將軍: 肝의 陽强하고 躁急한 성질 ②謀慮: 疏泄機能이 정상이면 精神이 상쾌, 정신활동에 영향미침	勇而能斷 罷極之本
脾胃 脾者	倉廩之官 諫議之官	五味出焉 知周出焉	①倉廩: 쌀창고, 脾胃에는 貯藏과 음식물의 소화기능이 있음 ②五味: "酸苦甘辛鹹"으로 飮食物이 반드시 脾胃의 消化吸收를 　　　　거쳐 영양물질의 근원이 됨 - 後天的 영양물질의 근원	陰中之至陰
腎	作强之官	伎巧出焉	①作强: 동작이 强健하고 精力이 충만 ②伎巧: 정교하고 많은 機能이 있음 　이상은 腎藏精(先天之精+後天之精)과 　　　　腎主骨.生髓, 通腦기능을 통하여 이루어짐	牡臟, 氣之根 水之下源 胃之關 封藏之本
膻中	臣使之官	喜樂出焉	①臣使: 君主의 使臣이 대신 명령을 전하는 것과 같음 ②喜樂: 心臟의 喜樂은 반드시 膻中을 통하여 전달되어 나옴.	(上)氣海 心包絡(膻中)
小腸	受盛之官	化物出焉	①受盛: 접수하여 물건을 담는다는 의미 ②化物: 飮食物을 消化하고 淸濁을 分別	水道之上源 外候는 人中
大腸	傳道之官	變化出焉	①轉化輸送 ②小腸에서 내려보낸 음식물 渣滓(糟粕)에서 水液吸收후 　糞便으로 변화시켜 體外로 排出	外候는 鼻隧
膀胱	州都之官	津液藏焉 氣化卽 能出矣	①州都: 水液이 모이는 곳 ②津液은 小便이고 氣化란 陽氣가 水液을 증발시키는 작용	津液之府 外候는 鼻孔
三焦	決瀆之官	水道出焉	①決은 통한다는 뜻, 瀆은 물이 흐르는 도랑 ②水道: 三焦는 水液을 잘 흐르게 하고 넘치거나 고이지 않게함. 　　　　三焦는 十二臟腑가운데 가장 크기 때문에 孤府, 　　　　主持諸氣, 水穀之道路, 元氣之別使, 主氣化라고 한다.	津液代謝; 上焦主納, 中焦主化, 下焦主出 中瀆之府
膽	中正之官	決斷出焉	①中正: 일을 처리함에 공정하다는 뜻 ②決斷: 肝膽相互表裏, 肝은 將軍之官謀慮出焉하여 膽의 결단을 　　　　필요로 한다. - 肝膽의 상호작용과 사유활동의 관계 표현	主勇怯
命門			腎陽의 作用을 가리키고 元陽之氣 즉 命門火(水中之火)를 저장하므로 水火之宅, 生命之蔕라고 명명한다.	外候는 命堂, 印堂

⑮ 오장(五臟)의 주요기능 도표

五臟	肝		心		脾		肺		腎	
오행 속성	木		火		土		金		水	
生理 機能	①肝主疏泄: *調暢氣機 *調暢情志 *脾胃運化 促進 ②肝藏血 ③肝主筋脈		①心主血脈 ②心主神志		①脾主運化 ②脾主升淸 ③脾主四末 ④脾統血		①肺主宣發肅降 ②肺主氣.司呼吸 ③肺主通調水道 ④肺主百脈.主治節		①腎主水 ②腎主納氣 ③腎藏精 ④腎生髓	
	肝氣主升				升降之樞		肺氣主降			
	肝惡風		心惡熱		脾惡濕		肺惡寒		腎惡燥	
別稱	將軍之官, 謀慮出焉. 罷極之本 剛臟		君主之官, 神明出焉. 五臟六腑之大主		後天之本 氣血化生之源 倉廩之官		五臟之華蓋 嬌臟		作强之官,伎巧出焉. 封藏之本	
在液爲	淚(눈물)		汗(땀)		涎(침)		涕(콧물)		唾(침)	
在體合	筋(tendon)		脈		肌肉		皮		骨(髓)	
開竅于	目		舌		口		鼻,喉嚨		耳,二陰	
其華在	爪(손발톱)		面		脣(입술)		毛(=皮毛)		髮(머리카락)	
五精	魂 (肝藏魂)		神 (心藏神)		意 (脾藏意)		魄 (肺藏魄)		志 (腎藏志)	
在志爲	怒		喜		思		憂(悲)		恐(驚)	
七情 致病	怒則(肝)氣上		喜則(心)氣緩		思則(脾)氣結		悲則(肺)氣消		恐則(腎)氣下 驚則(腎)氣亂	
表裏腑	膽		小腸		胃		大腸		膀胱	
陰陽	牡臟(陽臟)		牡臟(陽臟)				牝臟(陰臟)		牝臟(陰臟)	
	陰中之少陽 陰中之陽 陽中之少陽		陽中之太陽		陰中之至陰		陽中之陰 陽中之少陰 陽中之太陰		陰中之陰 陰中之太陰 陰中之少陰	
臟腑 失調	肝陽肝氣 失調	肝氣鬱結	心陽, 心氣 失調	陽氣偏盛 ①實火 ②虛火	脾氣,脾氣 失調	脾氣虛弱	肺氣失調	肺氣宣發 肅降失調	腎精氣 不足	腎精 虧虛
		肝氣橫逆				脾陽虛損				腎氣 不固
		肝火上炎		心氣虛		水濕中阻		肺氣虛		
	肝陰肝血 失調	肝血虛虧	心陰, 心血 失調	心陰虛,	脾陰失調	=脾陰虛	肺陰不足	津液不足	陰陽失調	腎陰 虧虛
		肝陽上亢		心血虛						腎陽 虛損
		肝風內動		心血瘀阻				陰虛火旺		命門相火 過亢

⑯ 육부(六腑), 기항지부(奇恒之腑)의 주요기능 도표

六腑	傳化水穀 而不臟	胃	①主受納,②腐熟水穀,③主通降	外候는 䐃
		小腸	①主受盛化物, ②主泌別淸濁,	主液, 外候는 人中
		大腸	①主津　②主傳導糟粕,	外候는 鼻隧
		膀胱	貯尿, 排尿	外候는 鼻孔
		三焦	①主持諸氣 (全身氣機및 氣化 主管) ②水穀運行의 道路	統領原氣,通調水道
		膽	①臟精汁,分泌 ②主決斷, ③膽氣主升, ④主勇怯	
奇恒 之腑	兼藏精氣	腦	髓之海, 元神之府	
		髓	腦와 骨을 充養	
		骨	髓之府, 신체의 支架, 骨爲幹, 腎主骨髓	
		脈	血之府, 行氣血, 壅遏營氣作用	
		胞宮	月經, 出産, 胎兒發育의 生理機能	

Chapter 04. 경락

01. 십이경맥(十二經脈)

01. 경락(經絡)과 십이경맥

1. 경락의 개념

① 정의: 체내에서 기혈(氣血)이 순환하는 통로로, 경맥(經脈)과 낙맥(絡脈)을 통칭한다.
  ㉠ 경맥(經脈): 세로 방향으로 곧게 순환하는 큰 줄기를 경맥이라고 하고 비교적 깊게 분포한다.
  ㉡ 낙맥(絡脈): 큰 줄기인 경맥에서 갈라져 나온 가지로 경맥보다 가늘고 얕은 곳에 분포한다.

② 경락의 기능:
  ㉠ 우리의 몸을 하나의 연결된 통일체, 유기적인 정체(整體)로 이어주는 기능을 수행한다.
  ㉡ 기(氣)와 혈(血)이 이동하는 통로이다. 온몸 곳곳에 기혈을 공급해 전신을 자양(滋養)한다.
  ㉢ 병원체가 외부로부터 체내로 침입하는 경로가 된다. 병적인 상태를 증상으로 발현하는 역할도 한다.
  ㉣ 침구(鍼灸) 자극을 피부로부터 안으로 전달하여 경락, 조직, 기관에 있는 질병 상태를 치료한다.
  ㉤ 경락의 작용은 연락(聯絡)·운수(運輸)·전도(傳導)·조절(調節)·반응(反應) 작용으로 개괄할 수 있다.

2. 경맥의 구성

① 정경(正經):
  ㉠ 경락이론의 주체가 되는 경맥으로 십이경맥(十二經脈)을 말한다. 기혈 운행의 주요한 통로이다.
  ㉡ 경맥이 분포된 부위와 소속된 장부에 따라 음경/양경 및 수경(手經)/족경(足經)으로 나뉜다.
  ㉢ 십이경맥은 서로 연계되면서 하나의 고리와 같이 순환하는 일정한 체계를 이루고 있다.
  ㉣ 십이경맥의 노선상에는 혈자리(穴)가 있는데, 이를 경혈(經穴)이라 하고 치료에 이용한다.
  ㉤ 십이경맥은 표리 관계를 이루는 장부들끼리 밀접히 연계되며, 각자 일정한 순행 방향이 있다.
  - 수삼음경(手三陰經)은 가슴에서 손끝으로 순행한다.
  - 수삼양경(手三陽經)은 손끝에서 머리로 순행한다.
  - 족삼양경(足三陽經)은 머리에서 발끝으로 순행한다.
  - 족삼음경(足三陰經)은 발끝에서 가슴으로 순행한다.

② 경별(經別):
  ㉠ 십이경맥으로부터 잔가지와 같이 갈라져 나온 경맥을 말한다.
  ㉡ 주슬(肘膝) 이상 부위에서 각 1개씩 정경으로부터 갈라져 나와(淺) 체강 내부로 진입하고(深), 각기 표리관계를 갖는 장부와 연계된 뒤 다시 체표로 나오는(淺) 운행노선을 갖는다.
  ㉢ 이 과정에서 표리관계에 있는 양경(陽經), 음경(陰經), 장부 사이의 연계를 더욱 긴밀하게 한다.

③ 기경(奇經):
  ㉠ 십이경맥과는 달리 오장·육부와 직접적인 관계가 없고, 일부 기항지부와 연계된 여덟가지 경맥이다.
  ㉡ 독맥(督脈), 임맥(任脈), 충맥(衝脈), 대맥(帶脈), 음유맥(陰維脈), 양유맥(陽維脈), 음교맥(陰蹻脈), 양교맥(陽蹻脈)으로 구성되며 십이경맥의 기혈 운행을 돕는 것이 주요 기능이다.
  ㉢ 십이경맥의 기혈 운행을 보충해주고, 몸의 영위(營衛)와 기혈(氣血)을 조절하는 작용을 한다.
  ㉣ 이 중 독맥(督脈)과 임맥(任脈)은 십이경맥과 마찬가지로 노선상에 독립적인 경혈(經穴)을 가진다. 따라서 십이경맥에 독맥(督脈)과 임맥(任脈)을 더해 '십사경맥(十四經脈)'이라고 부른다.
  ㉤ 독맥·임맥·충맥은 포궁(胞宮, 여자포)과 관계된다. 독맥은 단독적으로 뇌(腦)와도 연계된다.

3. 락맥의 구성

① 별락(別絡):
- ㉠ 락맥(絡脈)은 주요 노선인 경맥과 경맥 사이를 가로로 연결하여 전신을 그물망처럼 연락해주는 상대적으로 작은 노선이다. 본 경맥에서 분출되어 표층에 분포하고 15락맥, 손락, 부락으로 분류된다.
- ㉡ '별락'은 락맥 중에서 비교적 크고, 이름이 있고, 일정한 순행 부위와 병의 증후가 있는 15락맥이다.
- ㉢ 십이경맥의 표리(表裏) 양경(兩經)을 표층에서 연결해주는 열두 개의 락맥을 '십이락맥'이라 한다. 낙맥이 각 경맥으로부터 갈라지는 분지점을 '락혈'이라 하고 치료에 응용한다.
- ㉣ 십이경맥의 별락 + 임맥의 락맥 + 독맥의 락맥 + 비의 대락(大絡)은 '십오락맥'이다. 〈內徑〉
- ㉤ 십이경맥의 별락 + 양교맥의 락맥 + 독맥의 락맥 + 비의 대락(大絡)은 '십오락맥'이다. 〈難經〉

② 손락(孫絡):
- ㉠ 경맥(經脈)에서 락맥(絡脈)이 갈라지고, 락맥에서 손락(孫絡)으로 갈라진다. 가느다란 가지와 같다.
- ㉡ 락맥에서 갈라져나와 작으면서 얕게 따로 흐르는 가지이다. 손락은 또 부락(浮絡)으로 갈라진다.

③ 부락(浮絡):
- ㉠ 경맥(經脈)에서 락맥(絡脈)이 갈라지고, 락맥에서 손락(孫絡), 손락에서 부락(浮絡)이 갈라진다.
- ㉡ 부락은 락맥이 '피부에 분포한다'는 의미에서 부락(浮絡)이라 한다.

4. 경근과 피부

① 십이경근(十二經筋):
- ㉠ 십이경맥의 각 순행 부위로 분포하는 체표 근육계통을 통틀어 이른다. 근육과 연부조직의 통칭이다. 이를 두고 경근은 경맥의 기가 근육에서 '결(結), 취(聚), 산(散), 락(絡)' 된 것이라고 한다.
- ㉡ 십이경맥이 체표면에서 순행하는 부위와 비슷한 부위를 순행하며 힘줄·뼈마디와 연계된다.
- ㉢ 전신을 유계(維系)하고 골격을 결합하여 관절의 굴신을 주관하고 내장을 보호하는 기능을 한다.
- ㉣ 십이경근은 몸 안으로 들어가 흉복부와 흉곽중을 순행하지만 오장육부에는 들어가지 않는다.
- ㉤ 경근은 주로 얕은 부위에 위치하며 사지말단에서 머리와 몸 부위로 순행하고 관절 부근에서 모인다.

② 십이피부(十二皮部):
- ㉠ 십이경맥에서 갈라져 나온 락맥(絡脈)의 체표에서의 분포 구역을 지칭한다. 즉, 부락(浮絡)들의 체표면에서의 분포 구역을 십이피부라고 한다.
- ㉡ 십이경맥에서 락맥이 나와 락맥은 손락(孫絡)으로, 손락은 부락(浮絡)으로 갈라져 피부에 분포된다.
- ㉢ 십이피부에 경기(經氣)를 보내 피부를 자윤하고, 방어 기능을 비롯한 여러 생리적 기능을 유지한다.
- ㉣ 부락(浮絡) → 손락(孫絡) → 락맥(絡脈) → 경맥(經脈)의 경로를 통해 내부 장기에 병사(病邪)를 전달할 수도 있고, 반대로 내부 장기의 병리 현상이 이 경로를 통해 체표면에 반영될 수도 있다.
- ㉤ 십이피부 이론에 기초하여 피부를 통해 내장(內臟)과 경락(經絡)의 병을 치료한다.

02. 십이경맥의 순행규율

1. 십이경맥 - 수태음폐경(手太陰肺經)

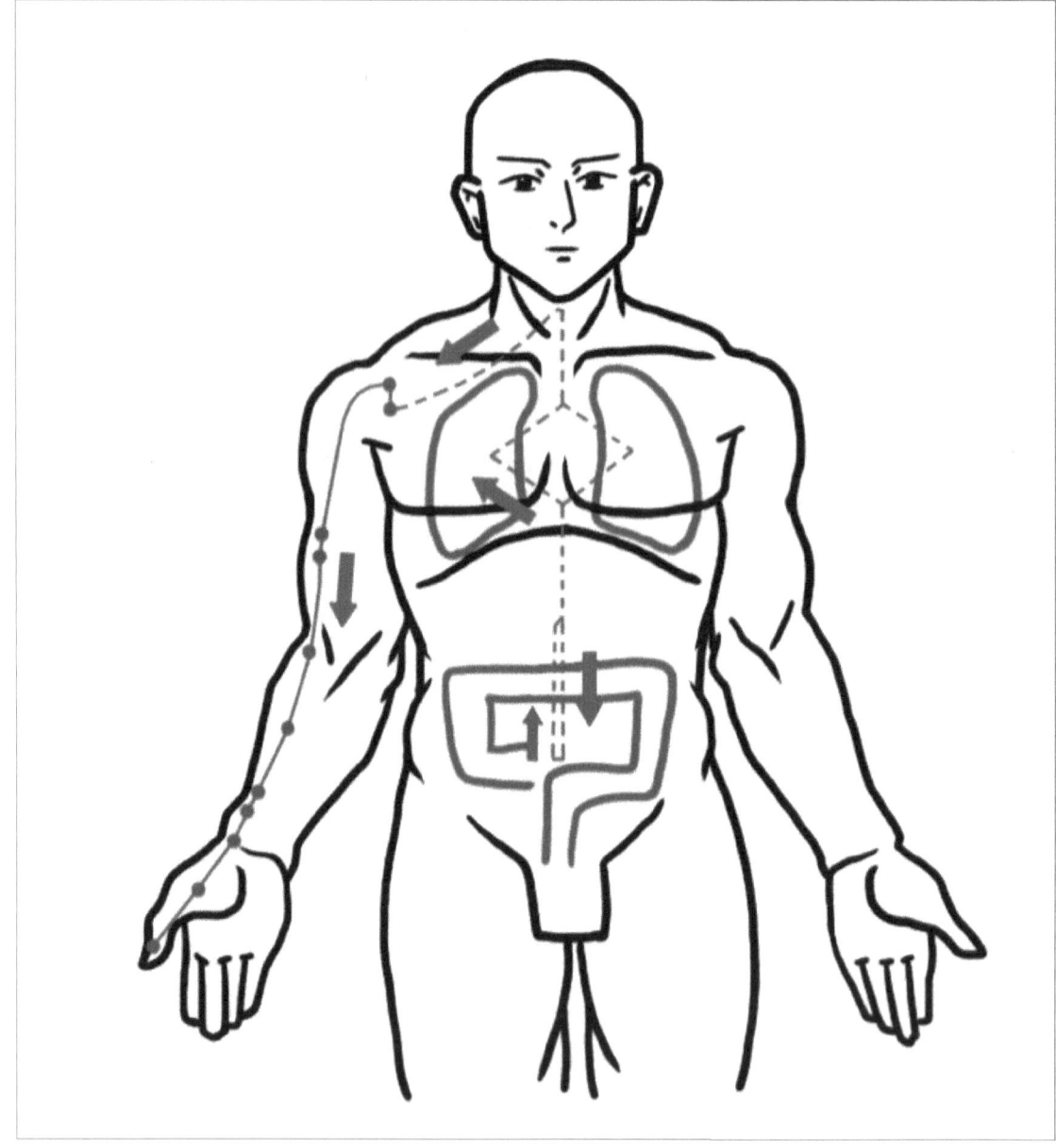

① 肺手太陰之脈 起於中焦 下絡大腸 還循胃口 上膈屬肺

: 수태음폐경은 중초(中脘穴)에서 시작하고 하행하여 대장에 연락된다.
 대장에서 다시 위(胃)의 상구(上口)를 따라 돌아 나온 뒤 위로 횡격막을 지나 폐(肺)에 소속된다.

② 從肺系橫出腋下 下循臑內 行少陰心主之前 下肘中

: 폐에서 폐계(氣管)를 따라 흐르다가 옆으로 이동하여 겨드랑이(腋窩) 부근으로 분출하고,
 상완(臑)의 내측에 위치한 수소음심경과 수궐음심포경의 앞쪽으로 하행하여 팔꿈치 앞(肘窩)에 이른다.

③ 循臂內 上骨下廉 入寸口 上魚 循魚際 出大指之端 其支者는 從腕後直出次指內廉 出其端

: 전완(臂) 내측의 요골(橈骨) 하연(下緣)을 따라 촌구(寸口)를 지나 어제(魚際) 부위에 이르고, 어제를 따라 엄지손가락의 요측 끝에 이른다. 그 분지는 손목(腕後, 요골 경상돌기)에서 식지(食指) 내측의 끝(商陽穴)로 나아가 수양명대장경에 이어진다.

2. 십이경맥 - 수양명대장경(手陽明大腸經)

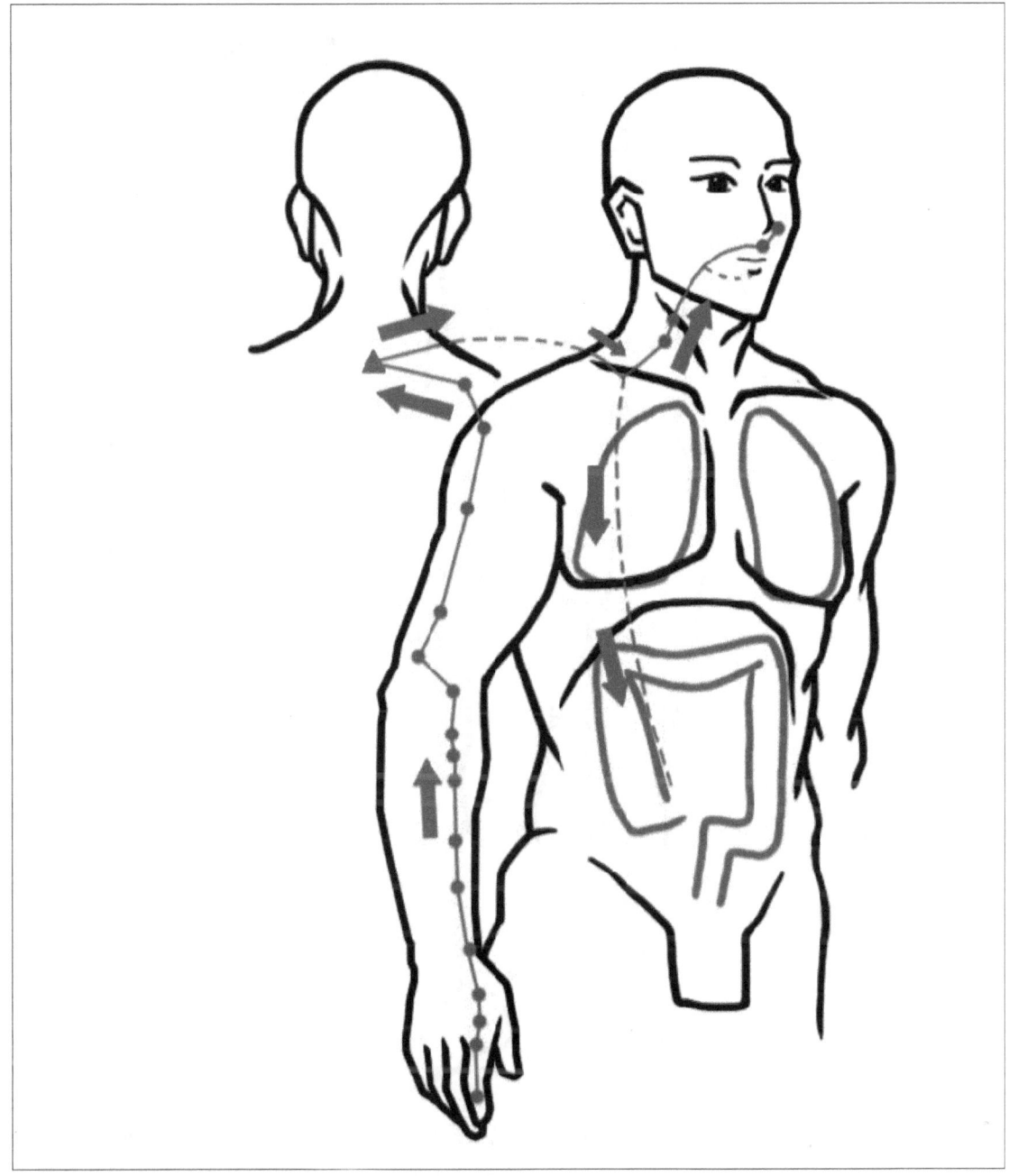

① 大腸手陽明之脈 起於大指次指之端 循指上廉 出合谷兩骨之間 上入兩筋之中 循臂上廉 入肘外廉 上臑外前廉 上肩 出髃骨之前廉 上出於柱骨之會上 下入缺盆 絡肺 下膈屬大腸

: 수양명대장경은 둘째손가락 안쪽 끝(商陽穴)에서 시작해 내측의 상연(上緣)을 따라 합곡(合谷)의 양골(兩骨) 사이로 나온다. 합곡에서 상행하여 양근(兩筋)의 중간으로 들어가 전완 외측의 앞쪽을 따라 팔꿈치 외측으로 진입하고, 위로 상완(臑)의 외측 앞쪽을 따라 어깨로 간 후, 대추혈(大椎穴)로 간다. 대추에서 다시 쇄골상와(鎖骨上窩)를 거쳐 아래로는 폐를 연락(絡)하며 횡격막을 지나 대장에 속한다.

② 其支者 從缺盆上頸 貫頰 入下齒中 還出挾口 交人中 左之右 右之左 上挾鼻孔

: 그 분지는 결분에서 위로 달려 옆목과 뺨을 지나 아래 잇몸에 들어갔다가, 다시 입을 끼고 돌아 나와 인중(人中)에서 좌우가 교차하며 콧방울 옆(迎香穴)으로 가서 족양명위경에 이어진다.

3. 십이경맥 - 족양명위경(足陽明胃經)

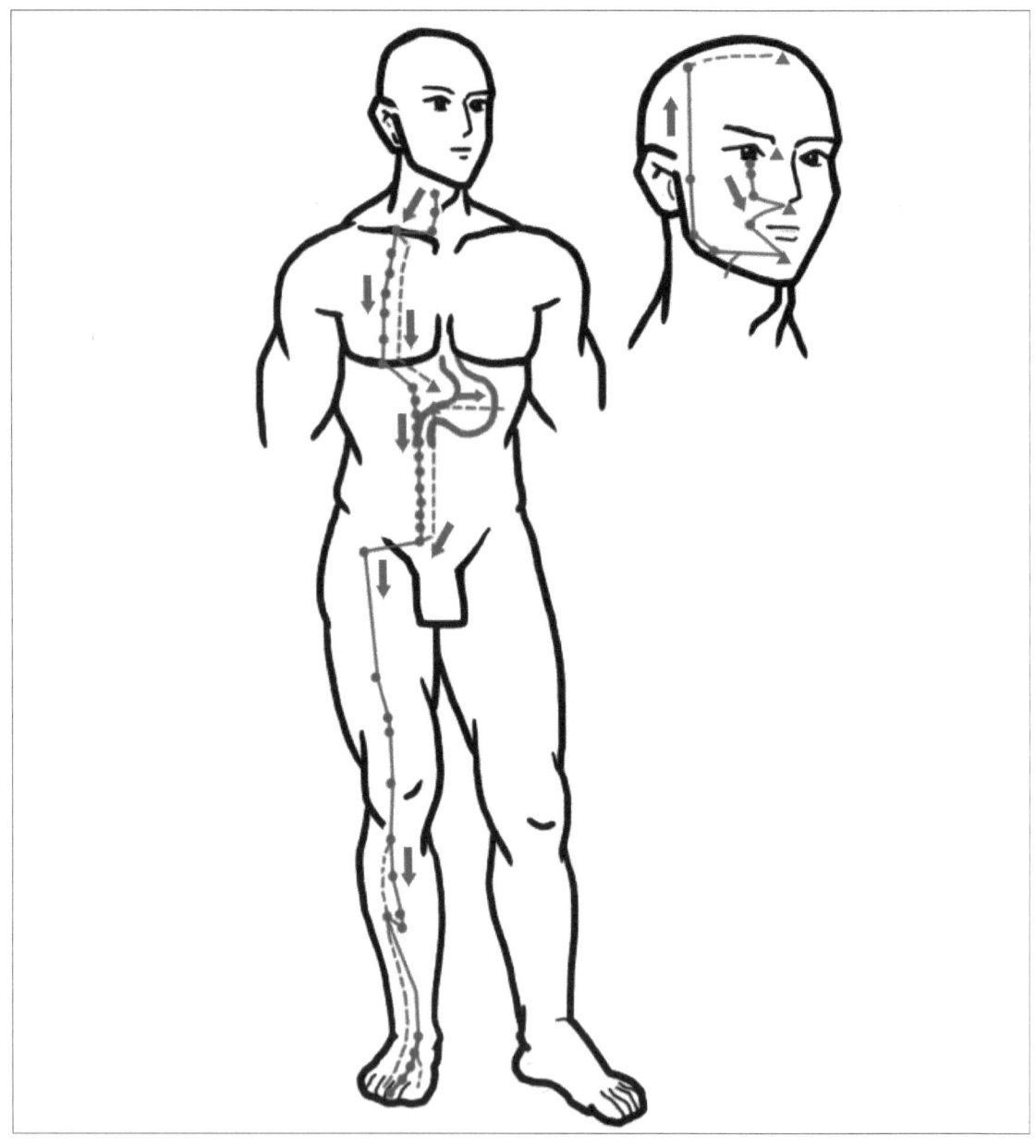

① 胃足陽明之脈 起於鼻交頞中 旁納太陽之脈 下循鼻外 入上齒中 還出挾口環脣 下交承漿 却循頤後下廉
   出大迎 循頰車 上耳前 過客主人 循髮際 至額顱 其支者 從大迎前下人迎 循喉嚨 入缺盆 下膈 屬胃 絡脾

: 족양명위경은 콧방울 양쪽에서 시작해 내안각(睛明穴)에서 방광경과 교회하고 코 양옆으로 내려와 윗잇몸으로 진입하고, 입술(脣)을 돌아 승장혈(承漿穴)에서 좌우의 경맥이 만나고, 아래턱의 대영(大迎), 협거(頰車), 귀 앞을 지나 측두부로 간다. 내행(內行) 분지는 대영혈(大迎穴)에서부터 내려와 인영혈(人迎穴), 쇄골상와, 횡격막을 거쳐 위(胃)에 속하고 비(脾)에 연락한다.

② 其直者 從缺盆下乳內廉 下挾臍 入氣街中, 其支者 起於胃口 下循腹裏 下至氣街中而合
   以下髀關 抵伏兎 下(入)膝臏中 下循脛外廉 下足跗 入中指內間, 其支者 下膝三寸而別 下入中指外間,
   其支者 別跗上 入大指間出其端

: 외행선은 쇄골상와, 중쇄골선을 따라 하행하여 기가(氣街)로 진입하고 먼저 가지와 합쳐진 다음 대퇴와 슬개골, 경골 외측을 지나 둘째발가락으로 간다. 분지는 엄지발가락 끝으로 가서 족태음비경에 이어진다.

4. 십이경맥 - 족태음비경(足太陰脾經)

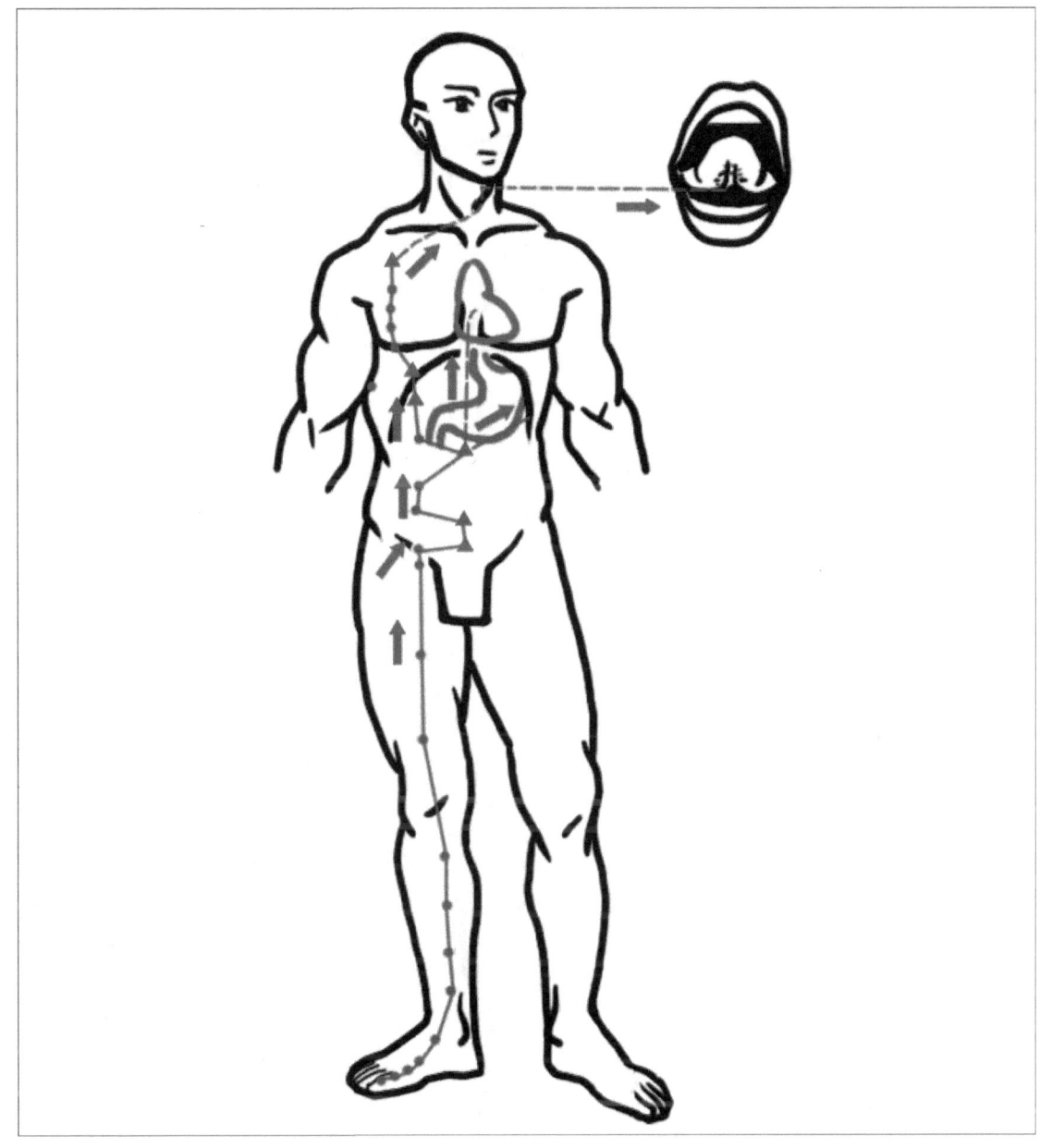

① 脾足太陰之脈 起於大指之端 循指內側白肉際 過核骨後 上內踝前廉 上腨內 循脛骨後 交出厥陰之前 上(循)膝股內前廉 入腹 屬脾 絡胃 上膈挾咽 連舌本 散舌下

: 족태음비경은 엄지발가락 끝에서 시작하여 발안쪽의 백육제(발등과 발바닥 피부 조직의 경계)를 따라서 핵골(제1척골 소두) 안쪽 아랫기슭을 지나 안쪽 복사뼈의 앞쪽을 지나, 종아리 내측의 경골(脛骨) 뒤쪽을 따라 올라가다가 내과(內踝) 위 8촌 부위에서 족궐음간경과 교차하여 앞쪽으로 나온다. 위로 무릎과 넓적다리 안쪽의 앞면을 지나 복부에 들어가서 위(胃)에 연락되고 비(脾)에 속하며, 위(胃)에서 한 가지가 갈라져 올라가 횡격막을 지나고 목구멍을 끼고 올라가서 설근(舌根)에 연계된다.

② 其支者 復從胃 別上膈 注心中

: 그 분지는 다시 위(胃)에서 별도로 횡격막을 지나 심(心)으로 주입되어 수소음심경에 이어진다.

5. 십이경맥 - 수소음심경(手少陰心經)

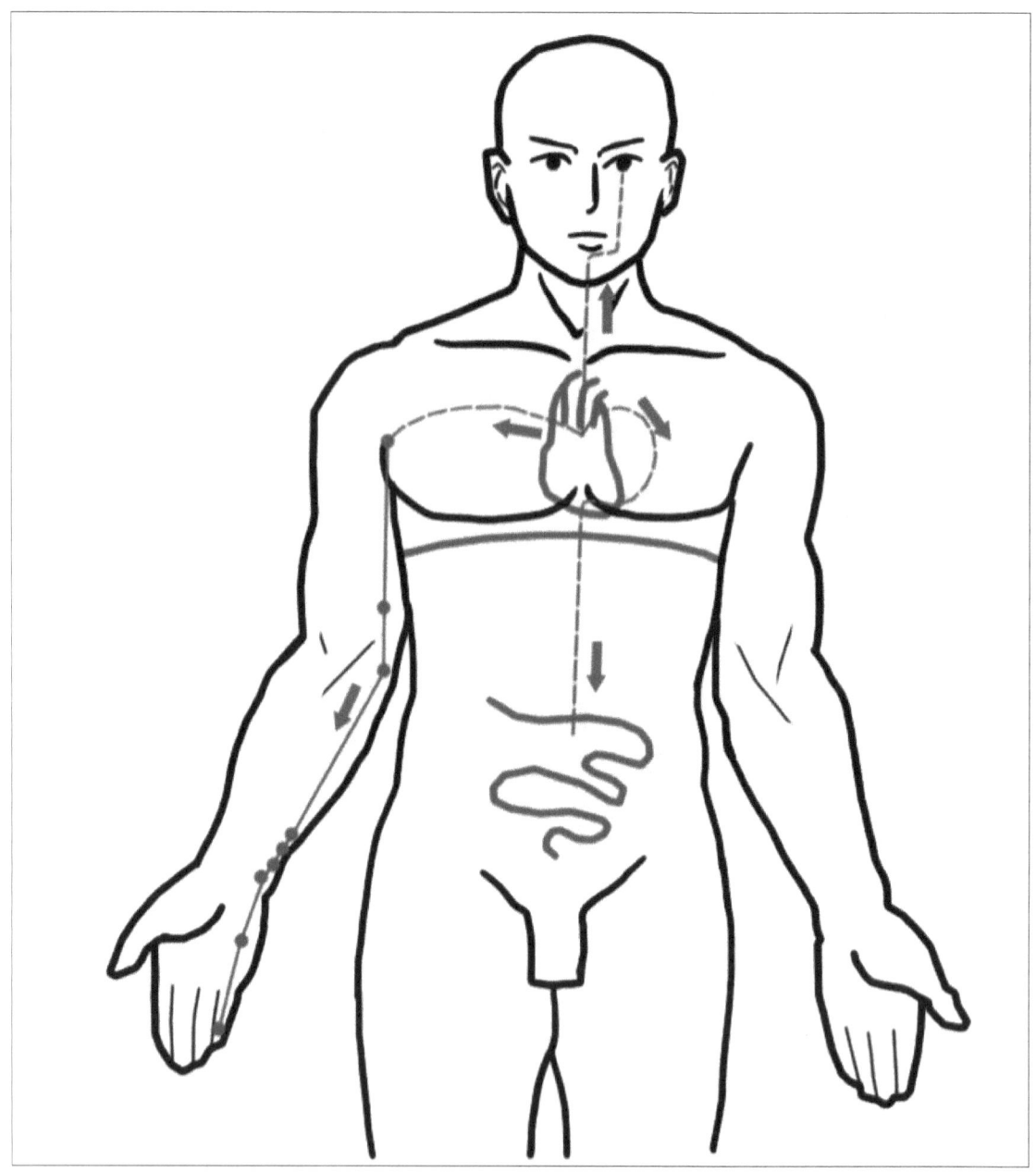

① 心手少陰之脈 起於心中 出屬心系 下膈 絡小腸, 其支者 從心系 上挾咽 繫目系

: 수소음심경은 심중(心中)에서 시작하여 밖으로 나와 심계(心系)에 속하며, 아래로 횡격막을 지나 소장에 가서 연락(絡)한다. 그 분지는 심계(心系)로부터 시작하여 위로 인후(咽喉)의 양측을 끼고 올라가 목계(目系;눈 뒤의 혈관 신경 다발)와 연계된다.

② 其直者 復從心系 却上肺 出腋下 下循臑內後廉 行太陰心主之後 下肘內 循臂內後廉 抵掌後銳骨之端 入掌內(後)廉 循小指之內 出其端

: 직행하는 경맥은 다시 심계(心系)에서 상행하여 폐(肺)에 이르고, 아래로 액하(腋下)로 나와 상완(臑)의 내측 뒤쪽, 즉 수태음폐경과 수궐음심포경의 뒤로 하행하여 팔꿈치(肘) 내측을 지나고, 전완(臂)의 내측 뒤쪽을 다라 손목관절의 척골 경상돌기(神門穴)에 도달한 다음, 손바닥의 안쪽(後廉)을 지나 새끼손가락 끝으로 가서 수태양소장경에 이어진다.

6. 십이경맥 - 수태양소장경(手太陽小腸經)

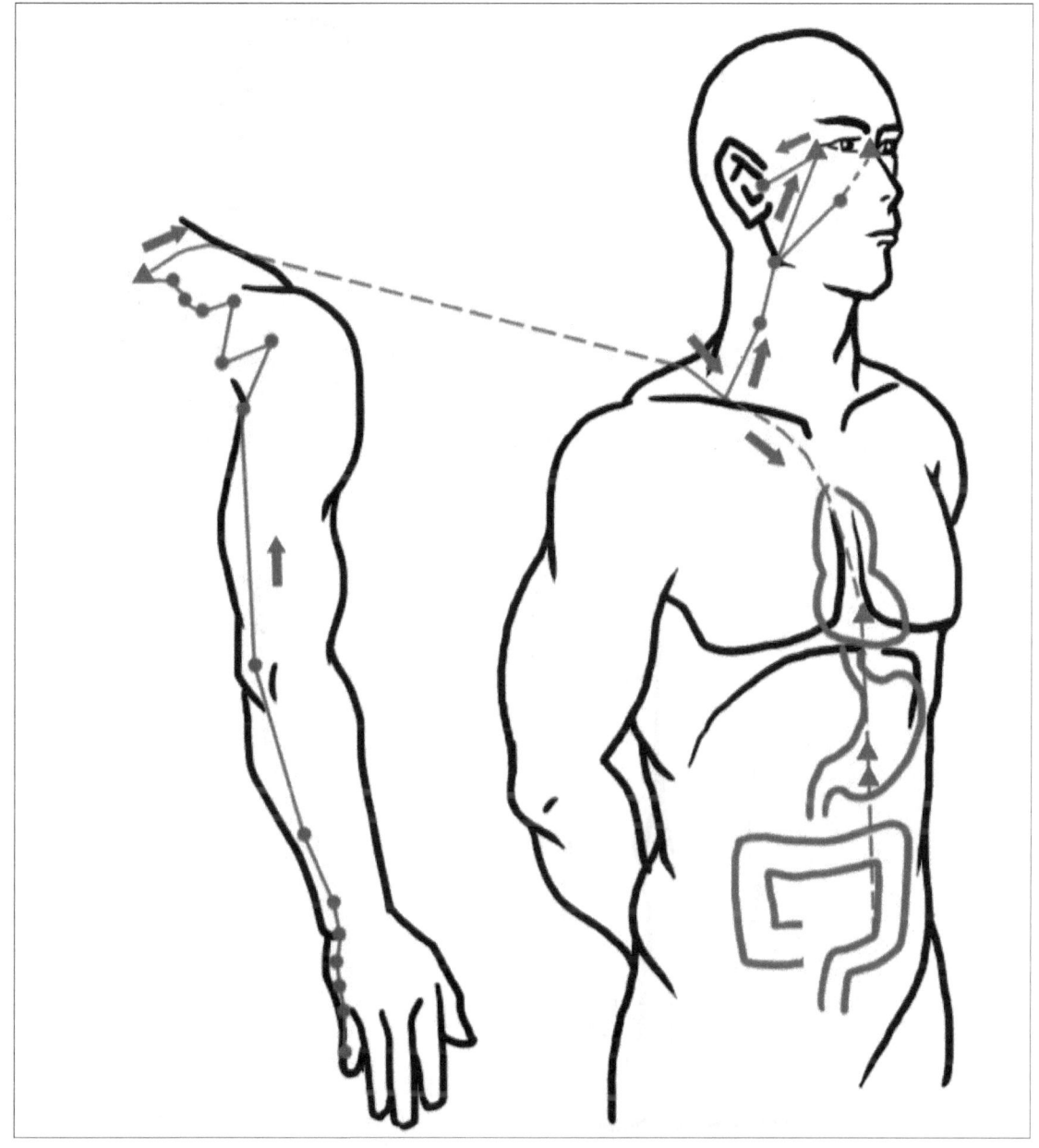

① 小腸手太陽之脈 起於小指之端 循手外側 上腕 出踝中 直上循臂骨下廉 出肘內側兩筋之間 上循臑外後廉 出肩解 繞肩胛 交肩上 入缺盆 絡心 循咽下膈抵胃 屬小腸

: 수태양소장경은 새끼손가락 외측 끝(少澤穴)에서 시작해 손의 외측을 따라 팔목을 지나 척골경상돌기(尺骨莖狀突起)를 나와서 전완(臂)의 외측 뒤쪽을 따라 팔꿈치 내측 양골 사이(小海穴)로 나온다. 이후 견해(肩貞)로 나와 견갑(肩胛)을 돌고 견상(肩上)에서 좌우의 경맥이 만난 다음 쇄골상와(鎖骨上窩)로 간다. 쇄골상와에서 그 분지가 가슴속으로 들어가 심(心)에 연락되고, 식도를 따라 아래로 횡격막을 지나 위(胃)를 거쳐 소장에 속한다.

② 其支者 從缺盆循頸上頰 至目銳眥 却入耳中, 其支者 別頰上䪼 抵鼻 至目內眥 斜絡於顴

: 그 분지는 쇄골상와에서 경부(脛部)를 따라 뺨으로 올라가서 바깥 눈초리(目外眥)에 갔다가 귓속으로 들어간다. 또 다른 분지는 뺨에서 갈라져 안쪽 눈초리(眼眶)로 갔다가 비근부(鼻根部)에 도달하여 목내자(目內眥)에서 방광경(膀胱經)과 만나고, 관골부(顴骨部)로 내려온다.

7. 십이경맥 - 족태양방광경(足太陽膀胱經)

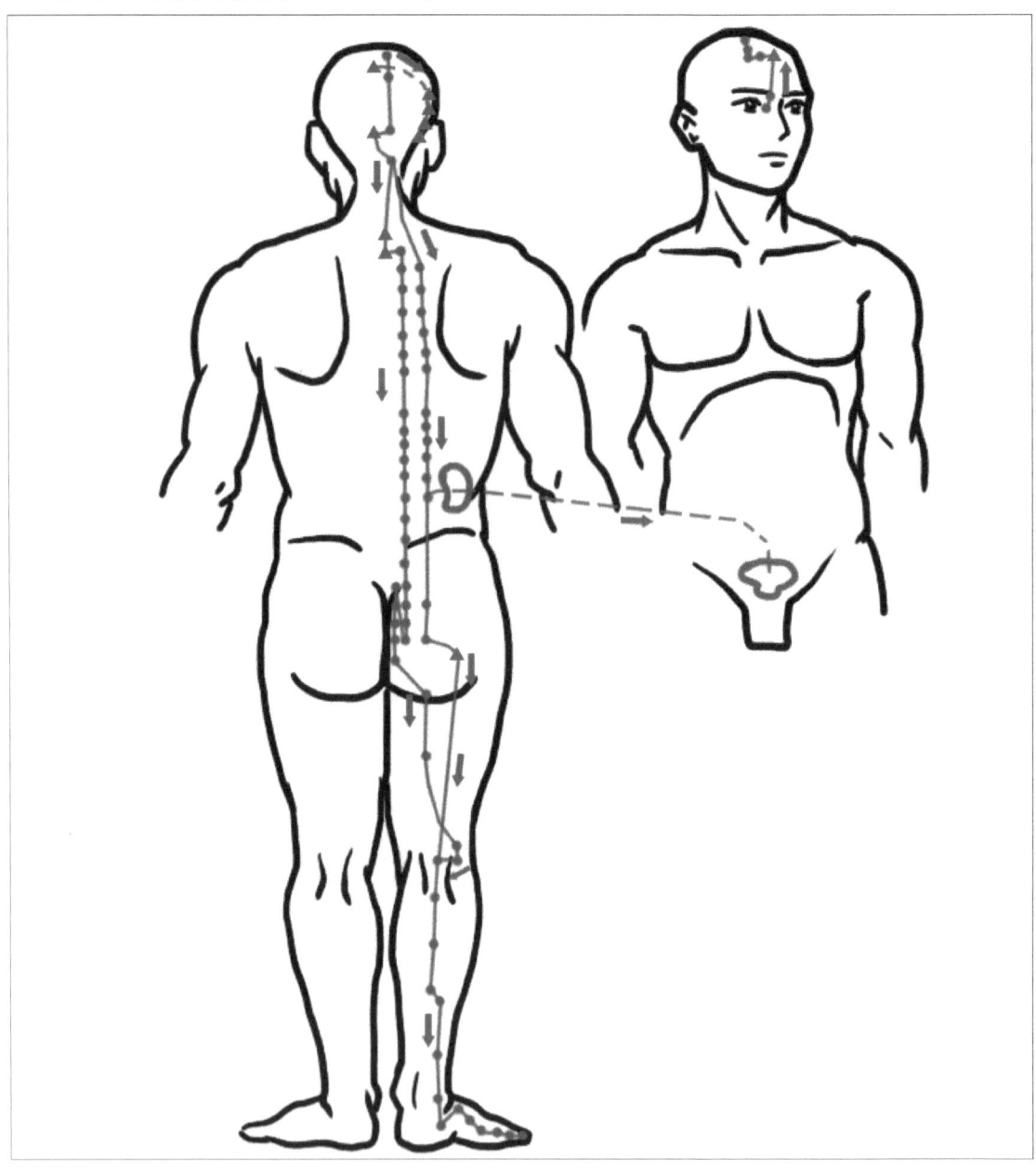

① 膀胱足太陽之脈 起於目內眥 上額交顚. 其支者 從顚至耳上角. 其直者 從顚入絡腦 還出別下項 循肩髆內 挾脊 抵腰中 入循膂 絡腎 屬膀胱. 其支者 從腰中下挾脊 貫臀 入膕中.

: 족태양방광경은 눈구석에서 시작하고 이마로 올라가 정수리(百會穴)에서 엇바뀌어 한 분지는 귀의 윗모서리(耳上角)로 간다. 다른 분지는 안으로 뇌(腦)에 연계되고, 돌아 나와 목덜미를 지나 척추 양 옆을 타고 내려간다. 허리, 엉덩이, 다리의 뒷면을 지나 오금으로 가는데, 허리에서 한 가지가 갈라져 신(腎)에 연락하고 방광에 속한다. 그 분지는 허리에서 척추의 양측을 내려와 엉덩이를 지나고 오금으로 간다.

② 其支者 從髆內左右 別下貫胛 挾脊內 過髀樞 循髀外後廉 下合膕中 以下貫踹內 出外踝之後 循京骨 至小指之端外側

: 다른 분지는 견갑골의 척추연 안쪽을 지나 엉덩이와 대퇴 뒷면을 통과하고, 오금에서 먼저의 분지와 합쳐진 다음, 장딴지의 내측을 지나 바깥 복사뼈의 뒤로 나오고, 경골의 바깥쪽을 지나 새끼발가락(至陰穴)에 가서 끝나며, 족소음신경에 연결된다.

8. 십이경맥 - 족소음신경(足少陰腎經)

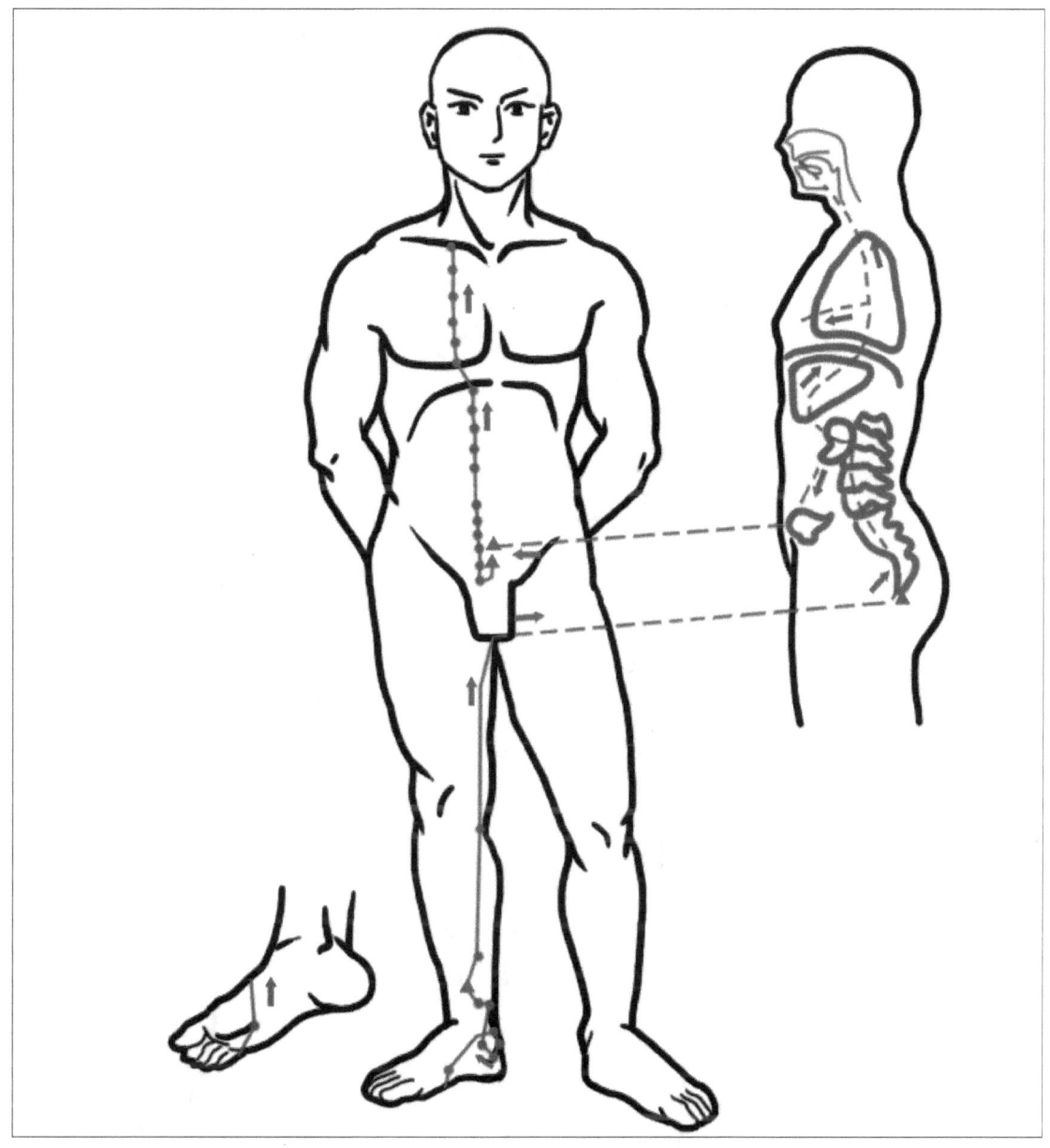

① 腎足少陰之脈 起於小指之下 邪走足心 出於然谷之下 循內踝之後 別入跟中 以上踹內 出膕內廉
上股內後廉 貫脊 屬腎 絡膀胱

: 족소음신경은 새끼발가락에서 시작하여 발바닥 가운데를 비스듬히 지나, 연곡혈(然谷穴)의 아래로 나와 내과(內踝)의 뒤쪽을 따라 족근(足跟)으로 진입하고, 종아리 내측의 뒤쪽으로 올라가서 오금(陰谷穴)으로 나와 대퇴내측의 뒤쪽을 따라 상행하여 독맥의 장강혈(長强穴)에서 척추를 관통하여 신(腎)에 귀속되고 더 내려가서 방광에 연락된다.

② 其直者 從腎上貫肝膈 入肺中 循喉嚨 挾舌本, 其支者는 從肺出絡心 注胸中

: 직행하는 경맥은 신(腎)에서 나와 위로 간(肝), 횡격막, 폐(肺), 목구멍을 지나 설근(舌根)으로 간다. 폐를 지날 때 한 분지가 갈라져 심포(心包)로 가서 수궐음심포경에 이어진다.

9. 십이경맥 - 수궐음심포경(手厥陰心包經)

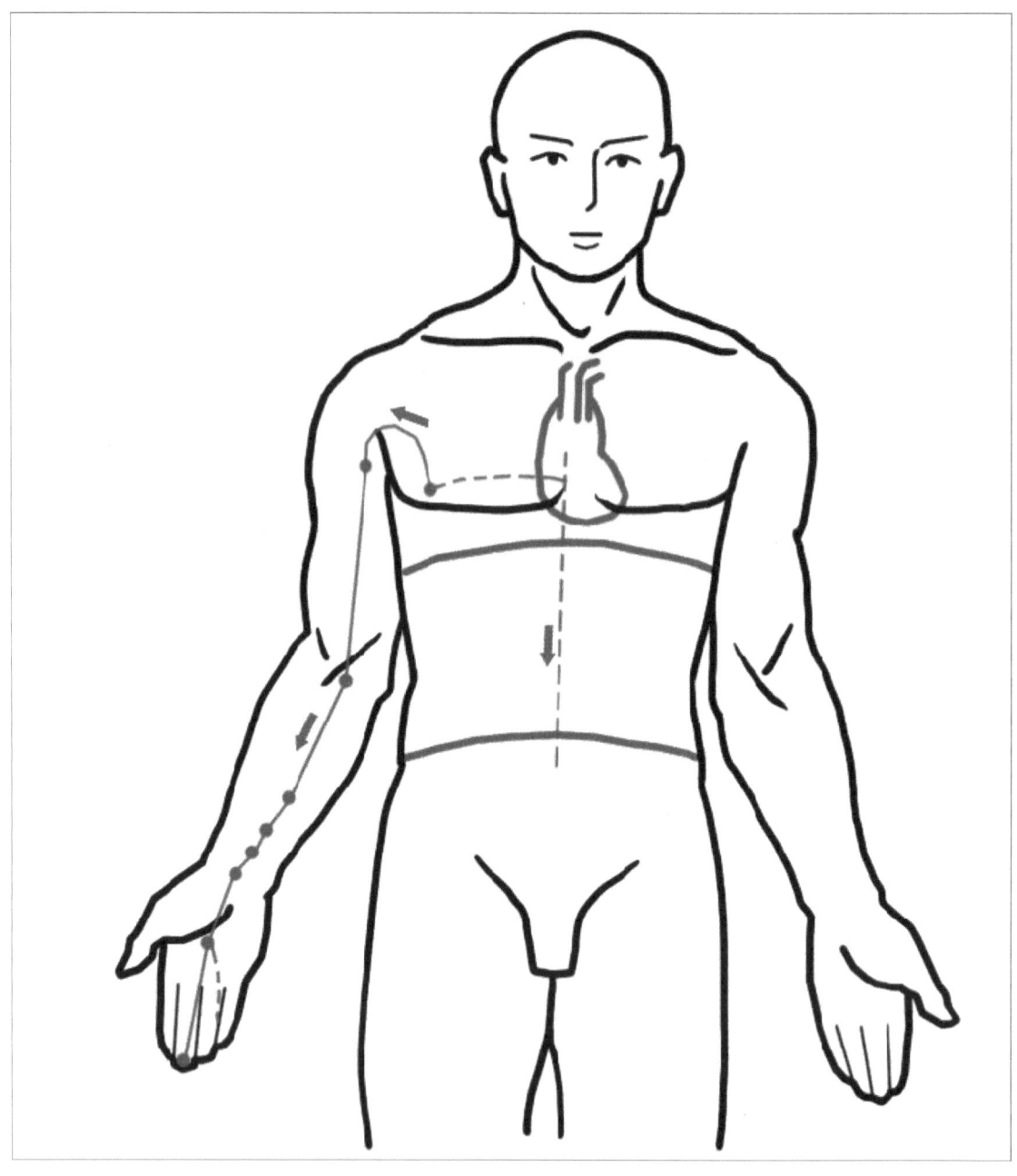

① 心主手厥陰心包絡之脈　起於胸中　出屬心包絡　下膈　歷絡三焦

: 수궐음심포경은 가슴속에서 시작하여 심포락(心包絡)에 속하고 횡격막 아래로는 삼초(三焦)에 연락한다.

② 其支者　循胸出脇　下腋三寸　上抵腋　下循臑內　行太陰少陰之間　入肘中　下臂　行兩筋之間
　　入掌中　循中指出其端. 其支者　別掌中　循小指次指　出其端

: 한 분지는 가슴을 돌아 협부(脇部)로 나와 겨드랑이 3촌 아래로 나가서, 위로 올라가 상완의 내측 가운데를 타고 수태음경과 수소음경 사이를 지나고, 주관절의 안쪽, 전완(臂) 내측의 중간선을 지나 손바닥 가운데로 진입하고, 가운데 손가락을 따라 끝(中衝穴)으로 간다. 한 분지가 손바닥 가운데서 갈라져 나와 넷째손가락(無名指)의 외측(關衝穴)에서 수태양삼초경에 이어진다.

10. 십이경맥 - 수소양삼초경(手少陽三焦經)

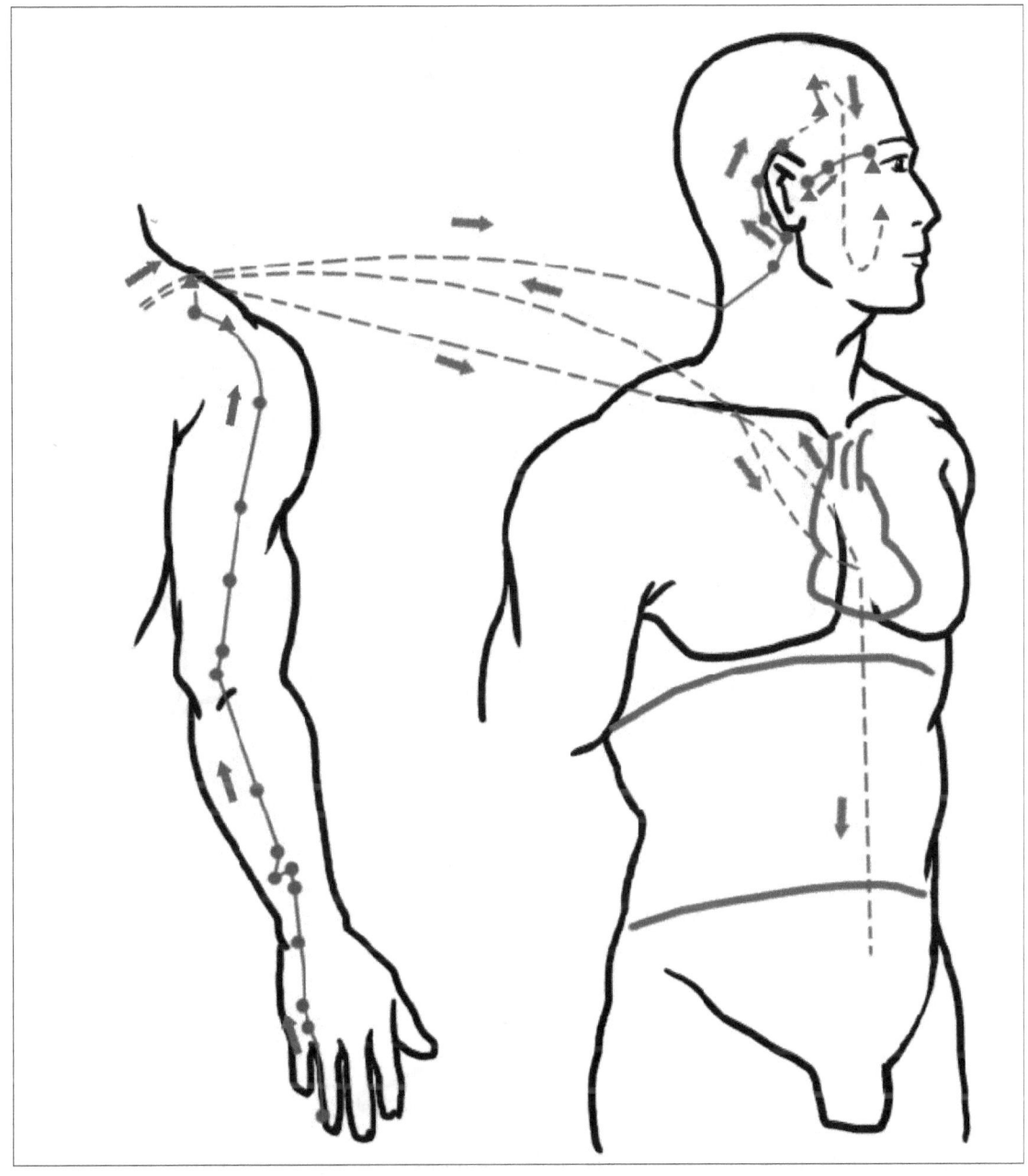

① 三焦手少陽之脈 起於小指次指之端 上出兩指之間 循手表腕 出臂外兩骨之間 上貫肘 循臑外 上肩而交出足少陽之後 入缺盆 布膻中 散絡心包 下膈 循屬三焦

: 수소양삼초경은 넷째손가락 외측 끝(關衝穴)에서 시작하여 위로 손등과 손목, 팔 바깥쪽, 팔꿈치와 윗팔 바깥쪽 중간선을 차례로 지나 어깨로 간다. 어깨에서 족소양담경(足少陽膽經)의 뒤로 나온 후 쇄골상와를 지나 단중(膻中)에 분포하고 심포(心包)에 연락한 다음, 횡격막 아래로 내려가 삼초에 속한다.

② 其支者 從膻中上出缺盆 上項 挾耳後直上 出耳上角 以屈下頰至䪼.
其支者 從耳後入耳中 出走耳前 過客主人前 交頰 至目銳眥

: 그 분지는 단중에서부터 쇄골상와로 돌아 나와 목덜미, 귀 뒤를 지나 귀의 윗모서리로 가고, 뺨으로 내려갔다가 콧마루로 간다. 다른 분지는 귀 뒤에서 갈라져 귓속으로 들어갔다가 귀 앞에 있는 객주인혈(上關穴)을 지나, 먼저 가지와 뺨에서 엇바뀌고, 눈초리에 가서 끝이 난다. 족소양담경과 이어진다.

11. 십이경맥 - 족소양담경(足少陽膽經)

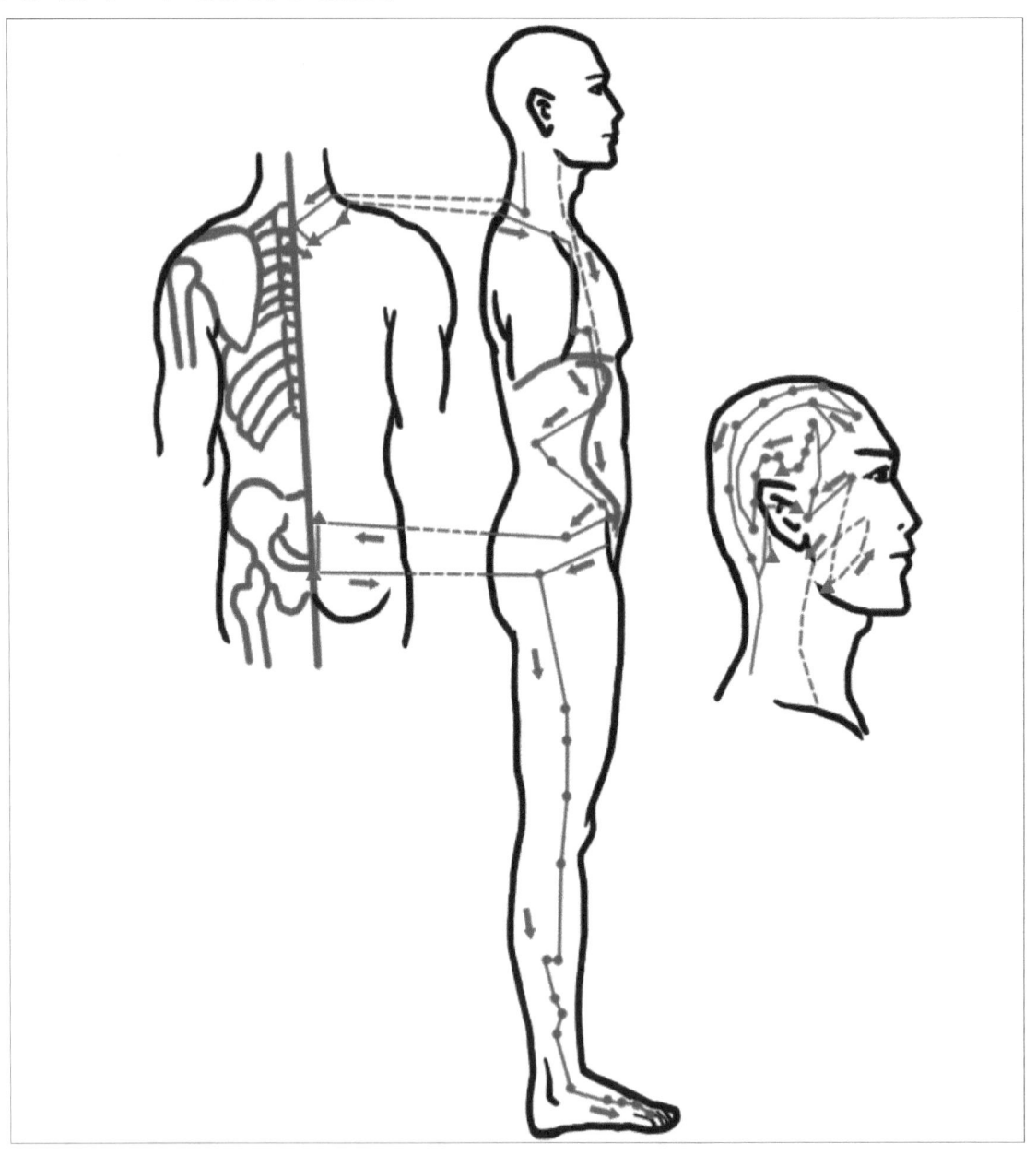

① 膽足少陽之脈 起於目銳眥 上抵頭角 下耳後 循頸 行手少陽之前 至肩上 却交出手少陽之後 入缺盆, 其支者 從耳後 入耳中 出走耳前 至目銳眥後, 其支者 別銳眥 下大迎 合於手少陽 抵於頞下 加頰車 下頸 合缺盆, 以下胸中 貫膈 絡肝 屬膽 循脇裏 出氣街 繞毛際 橫入髀厭中.

: 족소양담경은 눈초리에서 시작하여 옆머리와 귀 뒤, 목을 지나 결분으로 간다. 분지는 귀 뒤에서 앞으로 나와 눈초리로 간다. 눈초리에서 분지가 나와 뺨을 돌아 쇄골상와에서 합쳐진 다음 가슴속과 횡격막을 지나 간(肝)에 연락하고 담(膽)에 속하며 옆구리를 지나 기충혈로 나오고 음모부를 지나 고관절로 간다.

② 其直者 從缺盆下腋 循胸 過季脇 下合髀厭中 以下循髀陽 出膝外廉 下外輔骨之前 直下抵絶骨之端 下出外踝之前 循足跗上 入小指次指之間. 其支者 別跗上 入大指之間 循大指岐骨內 出其端, 還貫爪甲 出三毛.

: 결분에서 분지가 나와 겨드랑이와 옆구리를 지나 고관절 부위로 가서 다른 분지와 합친 다음 넓적다리와 슬관절 바깥쪽, 정강이 바깥쪽, 바깥 복사뼈의 앞, 발등을 지나 넷째발가락으로 간다. 한 분지는 발등에서 갈라져 엄지발가락으로 가서 족궐음간경에 연결된다.

12. 십이경맥 - 족궐음간경(足厥陰肝經)

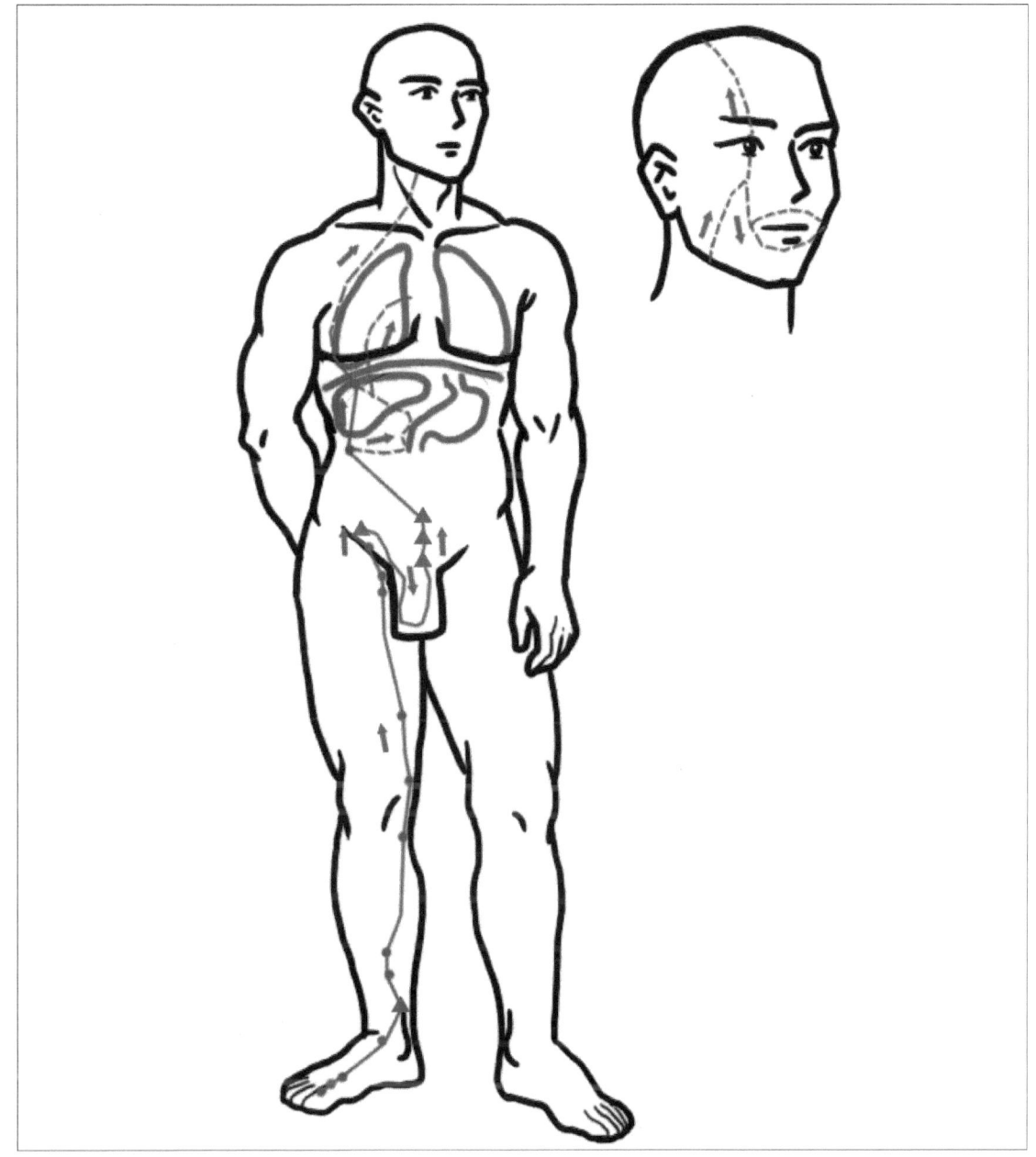

① 肝足厥陰之脈 起於足大趾叢毛之際 上循足跗上廉 去內踝一寸 上踝八寸 交出太陰之後 上膕內廉 循股陰 入毛中 環陰器 抵小腹 挾胃 屬肝 絡膽 上貫膈 布脅肋 循喉嚨之後 上入頏顙 連目系 上出額 與督脈 會於顚

: 족궐음간경은 엄지발가락에서 시작하여 발등의 내측을 지나고, 안쪽 복사뼈와 경골 앞면을 지나 내과 위 8촌 부위(地機)에서 비경과 교차하고, 위로 상행하여 외생식기 부위를 돌아 뱃속으로 들어가서 위(胃)를 끼고 올라가 간(肝)에 속(屬)하고 담(膽)에 연락한다. 이후 횡격막을 지나 협륵부(脅肋)에 분포한 후 기관, 목구멍, 아래턱을 지나 안구 뒤로 갔다가 이마로 나와 정수리로 가서 독맥(督脈)에 연계된다.

② 其支者 從目系 下頰裏 環脣內, 其支者 復從肝] 別貫膈 上注肺.

: 그 분지는 목계에서 뺨 안(面頰裏)으로 하행하여 구순(口脣) 내를 돈다. 또 하나의 분지는 다시 간에서 분출하여 횡격막을 통과해서 위로 폐에 주입되고, 수태음폐경으로 이어진다.

Chapter 04. 경락

02. 기경팔맥(奇經八脈)

01. 기경팔맥의 개념과 기능

1. 기경팔맥의 개념

① 정의:
- ㉠ 십이경맥은 경락의 주체이므로 '십이정경(十二正經)'이라고 한다. '기(奇)'는 단독·홀수를 뜻하는데, 기경팔맥 상호 간에는 일정한 음양·표리(陰陽·表裏)의 배우(配偶) 관계가 없으므로 '기경'이라 한다.
- ㉡ 고서에서 십이경맥은 '흐르는 강과 하천(江河)'에 비유, 기경팔맥은 '호수와 못(湖澤)'에 비유했다.
- ㉢ 독맥(督脈), 임맥(任脈), 충맥(衝脈), 대맥(帶脈), 양교맥(陽蹻脈), 음교맥(陰蹻脈), 양유맥(陽維脈), 음유맥(陰維脈) 8가지 맥으로 나뉘며, 기항지부(奇恒之腑)와 연계되어 있다.

② 기능 1): 십이경맥 사이의 관계를 밀접하게 한다.
- ㉠ 독맥(督脈), 임맥(任脈): 각각 모든 양경(諸陽經)과 음경(諸陰經)을 통솔한다.
- ㉡ 음유맥(陰維脈), 양유맥(陽維脈): 음경(陰經)과 양경(陽經)을 조합한 것이다.
- ㉢ 대맥(帶脈): 허리와 복부(腰腹部)의 경맥을 가로로 묶어준다.

③ 기능 2): 기능상 십이경맥의 부족을 보충하여 흐르는 기혈(氣血)의 운행을 조절한다.
- ㉠ 기경팔맥은 십이경맥으로부터 넘치는 기혈(氣血)을 삼관(滲灌)하고 일축(溢蓄)하는 작용을 한다.
- ㉡ 이를 강조해 〈難經〉에서는 "구거(溝渠;수로)", 〈奇經八脈考〉에선 "호수(湖澤)"라 표현했다.
- ㉢ 기경팔맥은 십이경맥을 분류(分流)하고 조합(組合)시키며 주도(主導)하는 작용을 한다.

④ 기능 3): 기항지부(奇恒之府)와 비교적 관계가 밀접하다.
- ㉠ 독맥(督脈)은 뇌(腦)로 들어간다. 뇌(腦)는 수지해(髓之海)이므로 수(髓)와도 밀접하다.
- ㉡ 독맥, 임맥, 충맥 세 경맥(督任衝脈)은 포중(胞中)에서 시작한다.
- ㉢ 일부 오장(肝腎)과 관련된다. - "八脈隸于肝腎"〈臨證指南醫案〉
- ㉣ 일부 오장(肝腎)과 관련된다. - 독맥은 "屬腎"하고 "貫心"한다.

2. 기경팔맥의 운행 특징

① 독맥(督脈)·임맥(任脈)은 인체의 정중앙에 앞뒤로 위치하며, 별도로 고유한 경혈(經穴)을 가진다.
② 단일맥인 독맥(督脈)과 임맥(任脈)을 제외하고 나머지는 좌우 양측에 분포하며 좌우 대칭이다.
③ 대맥(帶脈)은 몸통을 가로로 순행하며 여러 경맥을 묶는다. 대맥 외에는 모두 아래에서 위로 순행한다.
④ 다리를 지나는 경로는 있지만, 팔을 지나는 경로는 없다. 즉, 하지는 순행하나 상지엔 분포하지 않는다.
⑤ 충맥(衝脈)과 대맥(帶脈)을 제외한 나머지 맥들은 음양(陰陽)의 대응 관계가 성립될 수 있다.
⑥ 일정하게 정해진 장부(臟腑)와의 속락관계(屬絡關係)나 표리배합관계(表裏配合關係)는 없다.
⑦ 인체를 세로로, 가로로 혹은 비스듬하게 운행하기도 하므로 '경맥과 종횡(縱橫)으로 교차한다'고 한다.
⑧ 체표(體表)에만 분포한 것도 있고, 체강(體腔)으로 들어가 안에 있는 장기와 연계된 것도 있다.

02. 기경팔맥의 부위

1. 독맥(督脈): [기시]長强 - [종지]齦交 - [병증]脊强而折厥 - [이명]諸陽之海

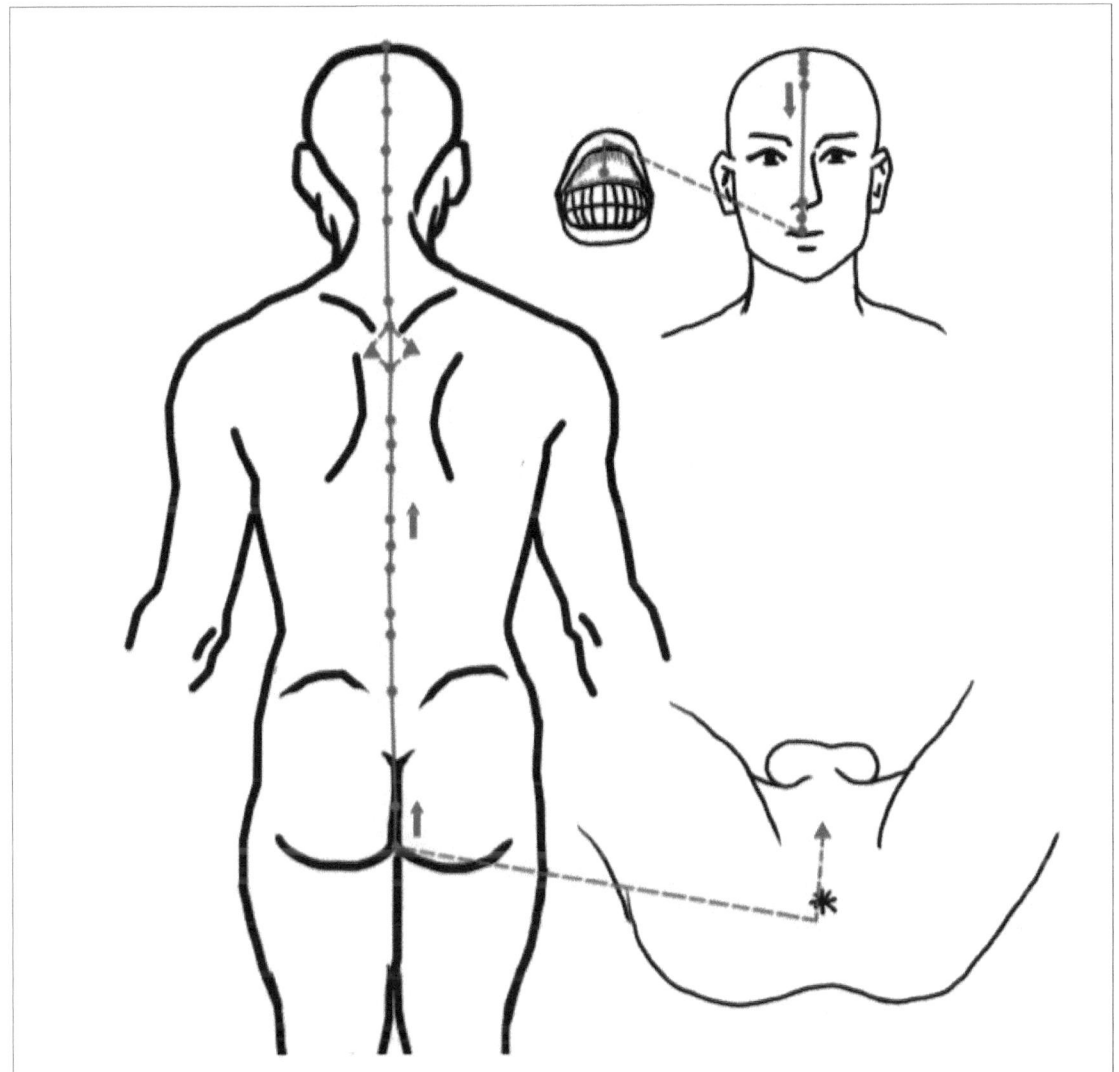

① 분포

　㉠ 여자포에서 시작하여 아래의 회음부로 나오고, 척추를 타고 뒷통수로 올라간다.

　㉡ 풍부혈 부위에서 안으로 들어가 뇌에 연계되고 다시 돌아 나와 정수리로 올라간다.

　㉢ 정수리에서 정중선을 지나 이마, 콧마루를 지나고 아래로 윗잇몸으로 들어가 연계된다.

② 생리

　㉠ 독맥(督脈)은 수족삼양경맥(手足三陽經脈)과 양교맥, 양유맥까지 온몸의 양경(陽經)을 통솔한다.

　㉡ 수족삼양경(手足三陽經)은 독맥과 대추혈에서 연계되며 이를 통해 온몸의 양경(陽經)을 조절한다.

　㉢ 독맥은 뇌(腦), 척추(脊椎), 회음부(會陰部), 신(腎), 심(心)과 연계된다.

③ 병리

　㉠ 정신질환, 두통, 척추강직, 각궁반장, 치질, 야뇨증, 불임증 등 독맥의 부위에 질병이 발생한다.

　㉡ 남자는 하복부에서 심장까지 통증이 있고 대소변이 잘 나오지 않는데 이를 '충산(衝疝)'이라 한다.

　㉢ 여자는 불임증이 발생하고 소변불리, 치질, 유뇨 등의 증상이 나타날 수 있다.

2. 임맥(任脈): [기시]會陰 - [종지]承漿 - [병증]男疝而女帶瘕 - [이명]陰脈之海

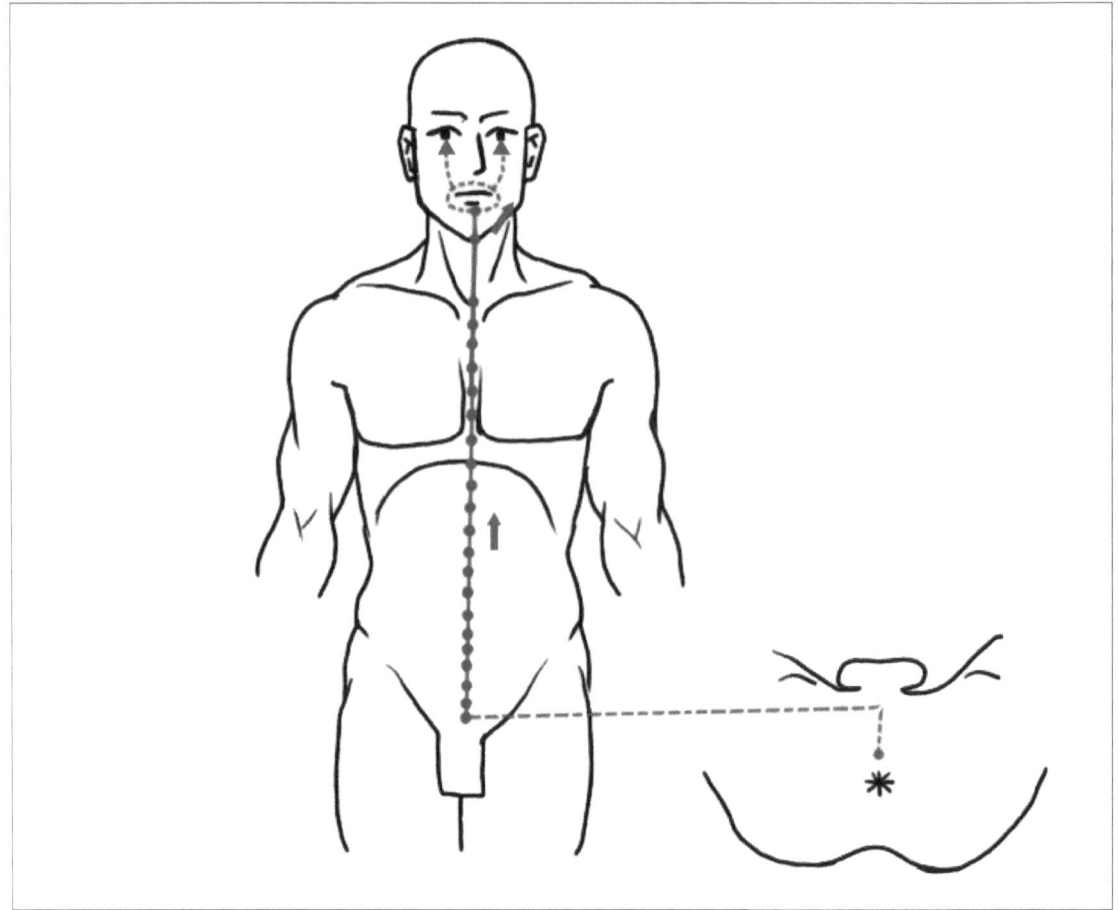

① 분포

　㉠ 여자포에서 시작하여 회음부로 나오고, 생식기 앞으로 이어져 복부 정중앙을 타고 위로 간다.

　㉡ 복부와 가슴의 정중선을 따라 상행하여 인후에 도달한 후 아래턱을 지나 입술 주위를 돈다.

　㉢ 입술을 돌고 난 후 양 뺨을 지나 눈 속으로 들어가는데, 눈 아래 승읍혈에서 위경과 연계된다.

② 생리

　㉠ 임맥(任脈)은 족삼음경(足三陰經), 음유맥(陰維脈)과 교회하며 온몸의 음경(陰經)을 조절한다.

　㉡ 임맥은 함께 포중에서 시작하여 정중선 옆으로 지나는 충맥(衝脈)과도 밀접히 연관된다.

　㉢ 임맥은 주로 자궁의 기능과 임신을 주관하는데, 이를 일러 '임주포태(任主胞胎)'라고 한다.

③ 병리

　㉠ 임맥은 자궁의 기능과 연관되므로 월결부조, 경폐, 대하, 유산, 불임 및 배뇨장애가 나타날 수 있다.

　㉡ 남자의 경우 고환·음낭이 커지면서 아랫배가 켕기며 아픈 '산증(疝症, 疝氣)'이 나타날 수 있다.

※산증(疝症)은 하복부 통증을 일으키는 질환을 통칭하는 말이며 크게 아래의 3가지로 나누어 볼 수 있다.

　㈎ 장기가 제자리에 있지 않고 돌출되는 증상. 서혜부탈장, 대퇴탈장 등에 해당한다. =호산(狐疝)

　㈏ 생식기가 붓거나 헐고 아픈 증상. 음낭수종, 고환염 등에 해당된다. =수산(水疝), 퇴산(癩疝)

　㈐ 기(氣)가 아랫배에서부터 심(心)으로 치받아 올라 아프고 대소변을 누지 못하는 증상. =충산(衝疝)

3. 충맥(衝脈): [기시]氣衝 - [종지]幽門 - [병증]氣逆而裏急 - [이명]十二經脈之海

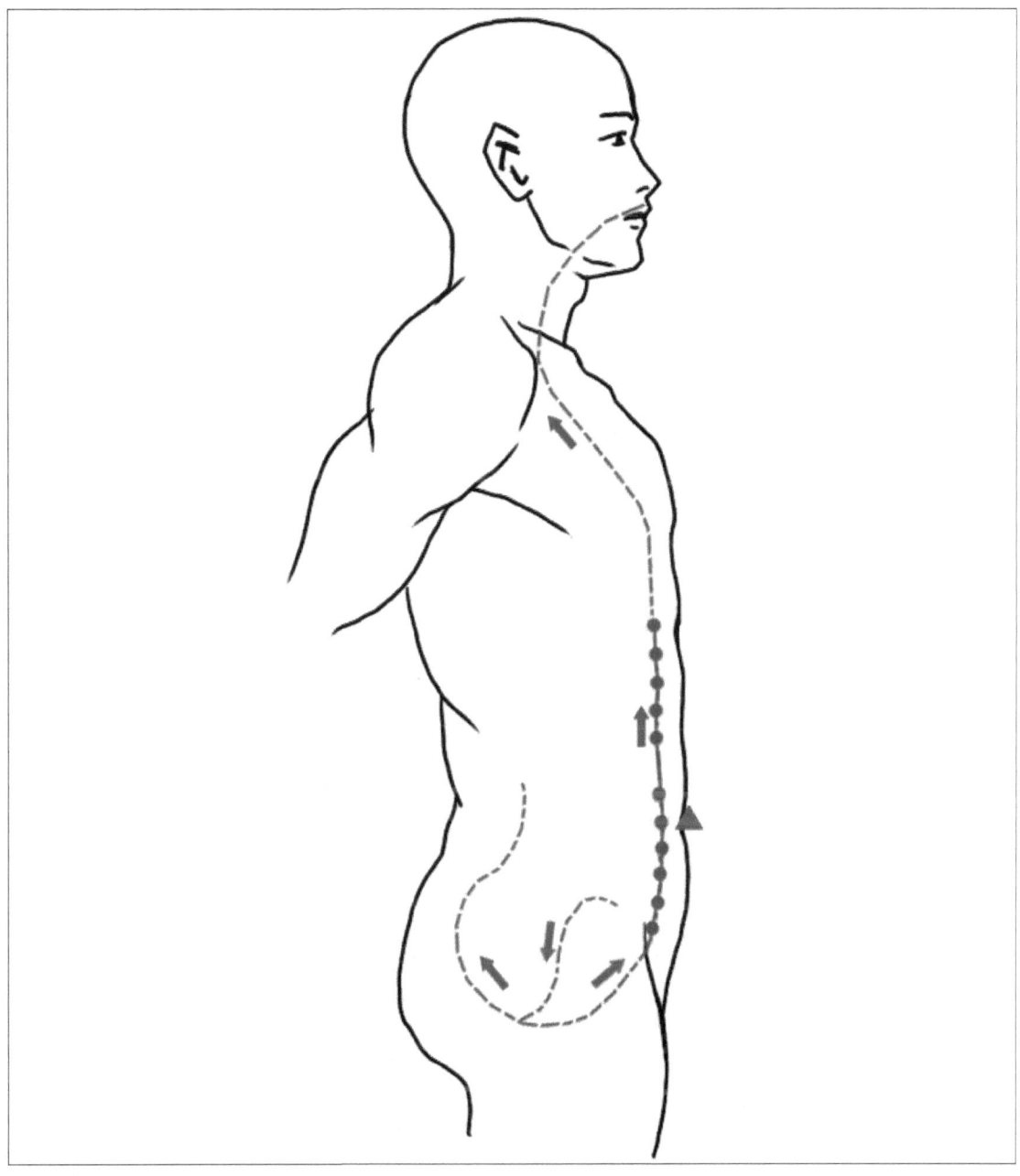

① 분포
- ㉠ 여자포에서 시작하여 회음부로 내려가 뒤로도 가고, 앞으로도 간다. 뒤로는 척추를 타고 상행한다.
- ㉡ 앞으로는 기가(氣街)에서 체표로 나와 상행선과 하행선으로 나뉘는데, 상행선은 먼저 배꼽 옆으로 상행하여 흉중에 산포되고, 목으로 올라가 양경에 기혈을 공급해주고 이후 임맥과 노선을 함께한다.
- ㉢ 하행선은 족소음신경과 병행하여 대퇴 내측을 타고 발까지 내려가 족삼음경에 정기를 공급해준다.

② 생리
- ㉠ 충맥은 상행·하행하여 전신에 기혈을 공급할 수 있으니 '경맥지해', '십이경맥지해'라고 한다.
- ㉡ 충맥은 월경과도 밀접히 관련되므로 '혈해(血海)'라고 한다. 충맥과 임맥은 월경주기와 관련된다.

③ 병리: 붕루(崩漏), 월경부조(月經不調), 소복통(少腹痛), 유소(乳少), 기혈상충(氣血上衝)이 나타난다.

4. 대맥(帶脈): [기시]帶脈 - [종지]維道 - [병증]腹脹滿而腰溶溶(寒濕弛緩無力) - [이명]平臍如帶 統束諸脈

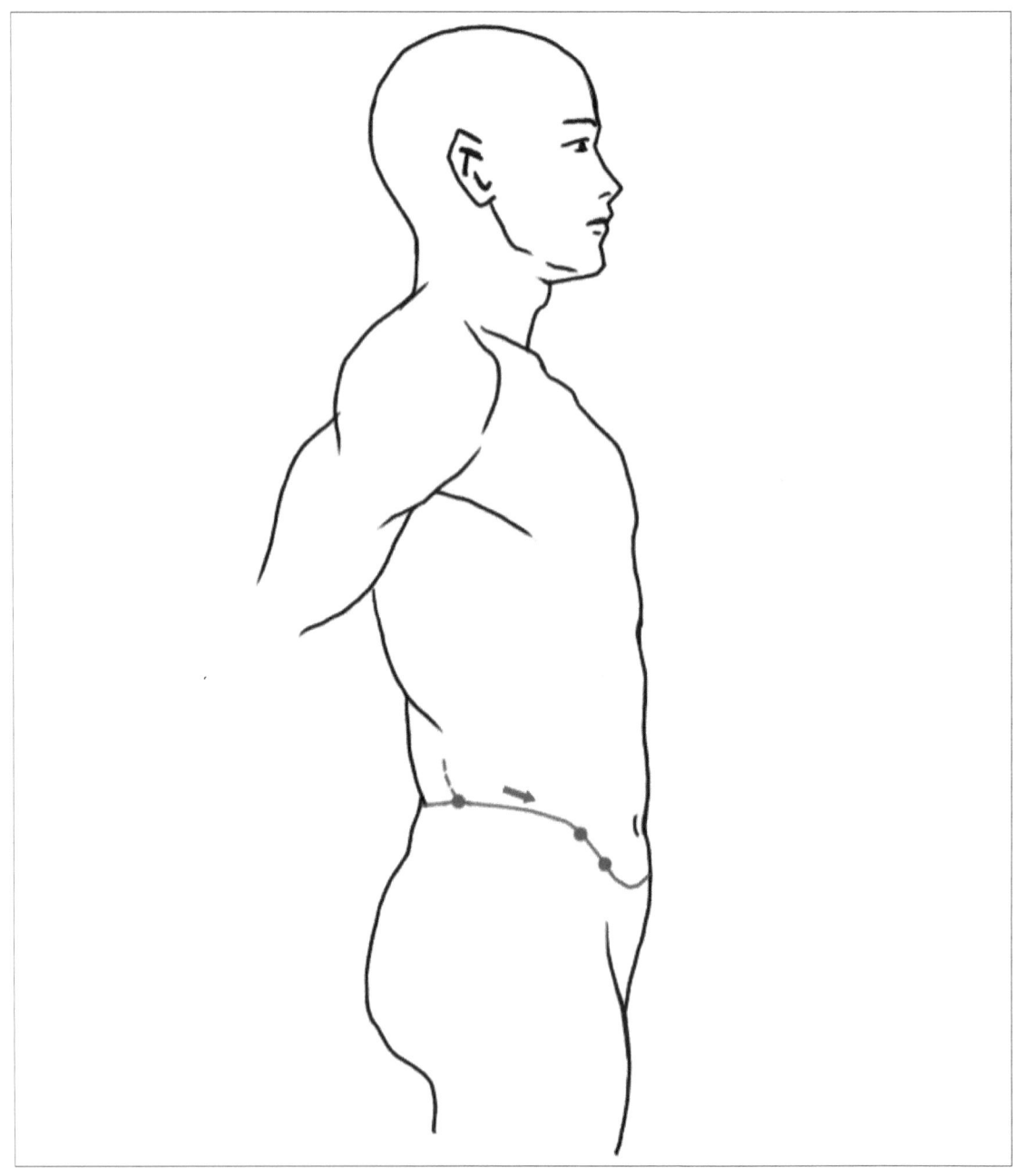

① 분포

  ㉠ 안으로는 옆구리 하단에서 시작해 비스듬히 아래로 내려가 대추혈로 나오고 허리를 감싸며 돈다.

② 생리

  ㉠ 세로로 지나는 모든 경맥을 하나의 띠처럼 묶어준다.

  ㉡ 세로축을 기준으로 한 자세·운동이 원활하게 유지되도록 한다. 아래로 빠지는 증상을 막아준다.

③ 병리

  ㉠ 대맥에 병이 들면 배가 더부룩하게 불러오르고, 물 속에 앉은 듯 하지가 무거운 느낌이 든다.

  ㉡ 배꼽 부위의 통증, 하복부 통증, 허리통증과 연관된다. 월경이 고르지 못하고, 이슬이 생긴다.

  ㉢ 아래로 다리의 운동기능과도 관련된다. 족위(足痿), 대하(帶下), 자궁하수, 복부창만 등이 나타난다.

5. 음교맥(陰蹻脈): [기시]然谷(照海) - [종지]睛明 - [병증]陽緩而陰急 陰急而足直 - [이명]足少陰之別

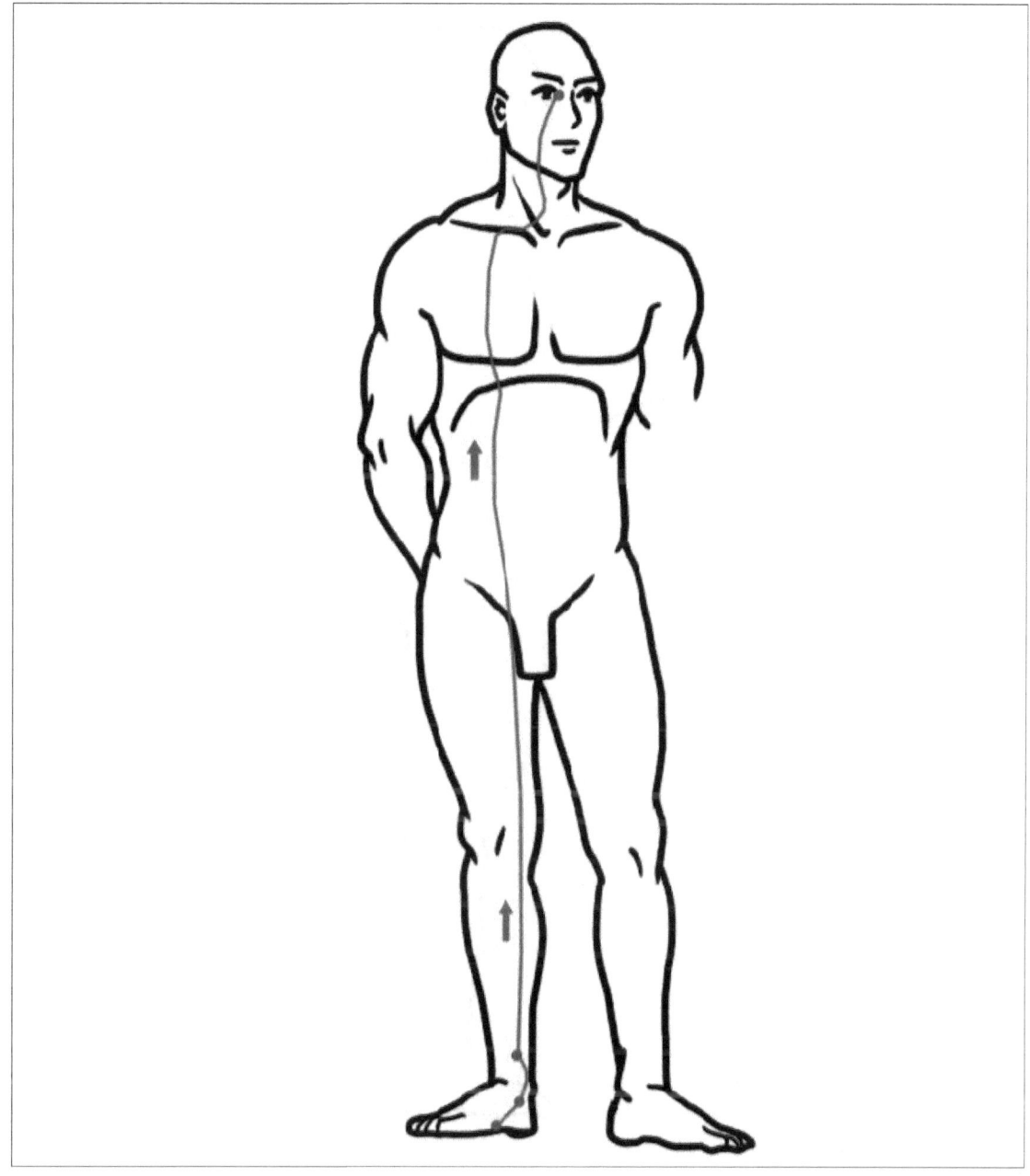

① 분포
  ㉠ 안으로는 근중(跟中)에서 시작해 발 안쪽의 연곡혈로 나와 내과(內踝) 위로 올라간다.
  ㉡ 대퇴 안쪽, 생식기를 지나 흉복부로 상행하여 인후를 지나고 뺨을 지나서 눈의 안쪽으로 간다.
② 생리
  ㉠ 교맥(蹻脈)은 눈의 개합(開闔)을 조절하므로, 이는 위기(衛氣)의 운행과도 관련이 있다.
  ㉡ 교맥(蹻脈)은 다리를 지나므로, 하지 운동 기능을 조절할 수 있다.
  ㉢ 음교맥은 음경을 통솔하여 음기의 운행을 돕는다. '주신지좌우지음기(主身左右之陰氣)'라고 한다.
③ 병리
  ㉠ 눈의 개합이 장애된 안면신경장애 및 기면(嗜眠), 전간(癲癇), 장조증(臟躁症) 등 두뇌부 이상 증상

6. 양교맥(陽蹻脈): [기시]申脈 - [종지]風池 - [병증]陰緩而陽急 陽急而狂奔 - [이명]足太陽之別

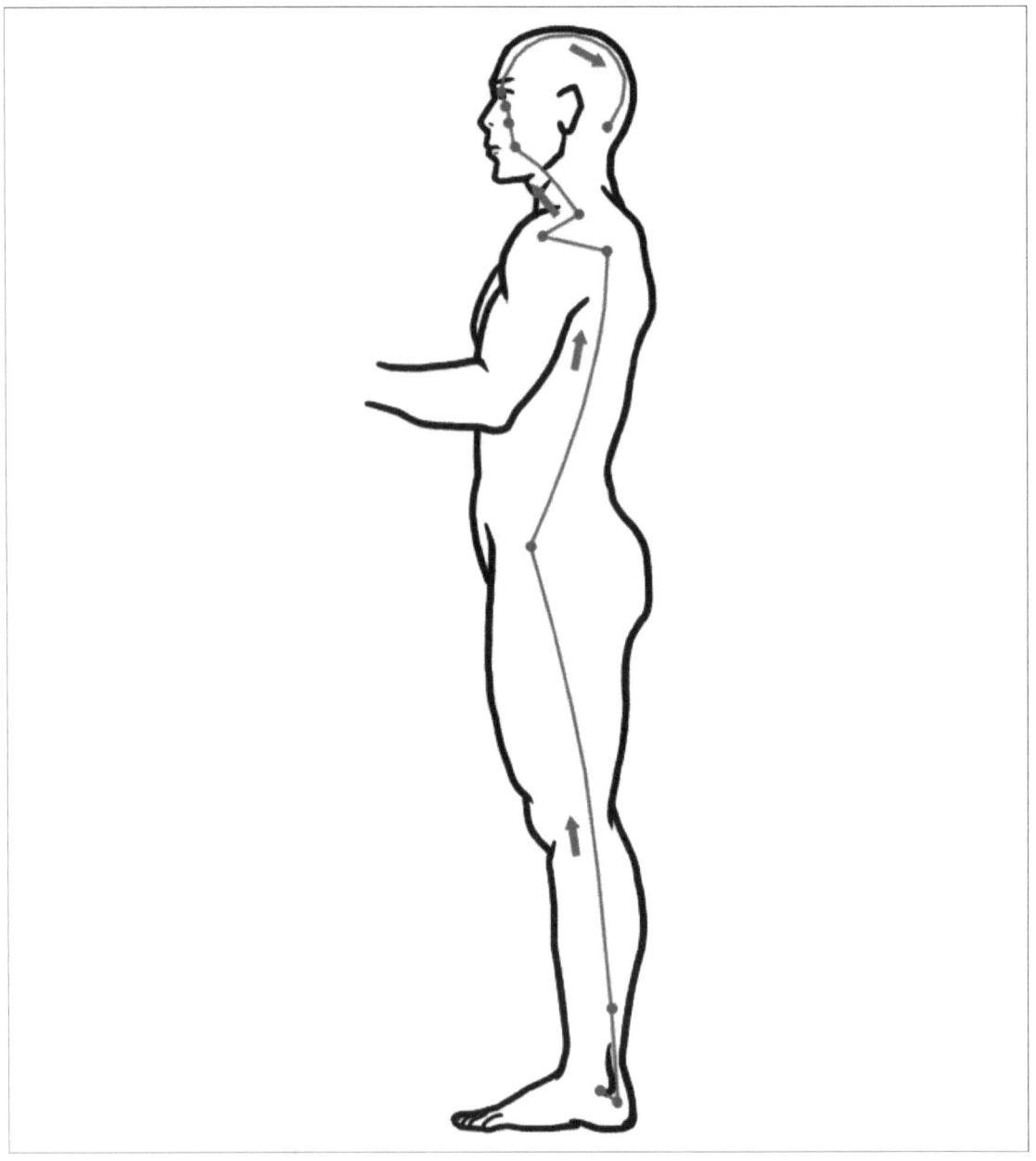

① 분포
　㉠ 안으로는 발뒤축 바깥쪽에서 시작해 외과(外踝) 아래 신맥혈로 나와 뒤꿈치쪽 복삼혈을 지난다.
　㉡ 종아리 옆쪽부터 뺨까지 쭉 상행하여 입꼬리를 끼고 올라가 측두부를 돌아서 풍지혈에서 그친다.

② 생리
　㉠ 교맥(蹻脈)은 눈의 개합(開闔)을 조절하므로, 이는 위기(衛氣)의 운행과도 관련이 있다.
　㉡ 교맥(蹻脈)은 다리를 지나므로, 하지 운동 기능을 조절할 수 있다.
　㉢ 양교맥은 양경을 통솔하여 양기의 운행을 돕는다. '주신지좌우지양기(主身左右之陽氣)'라고 한다.

③ 병리
　㉠ 눈의 개합이 장애된 안면신경장애 및 기면(嗜眠), 전간(癲癇), 장조증(臟躁症) 등 두뇌부 이상 증상

7. 음유맥(陰維脈): [기시]築賓 - [종지]廉泉 - [병증]苦心痛 - [이명]維絡諸陰

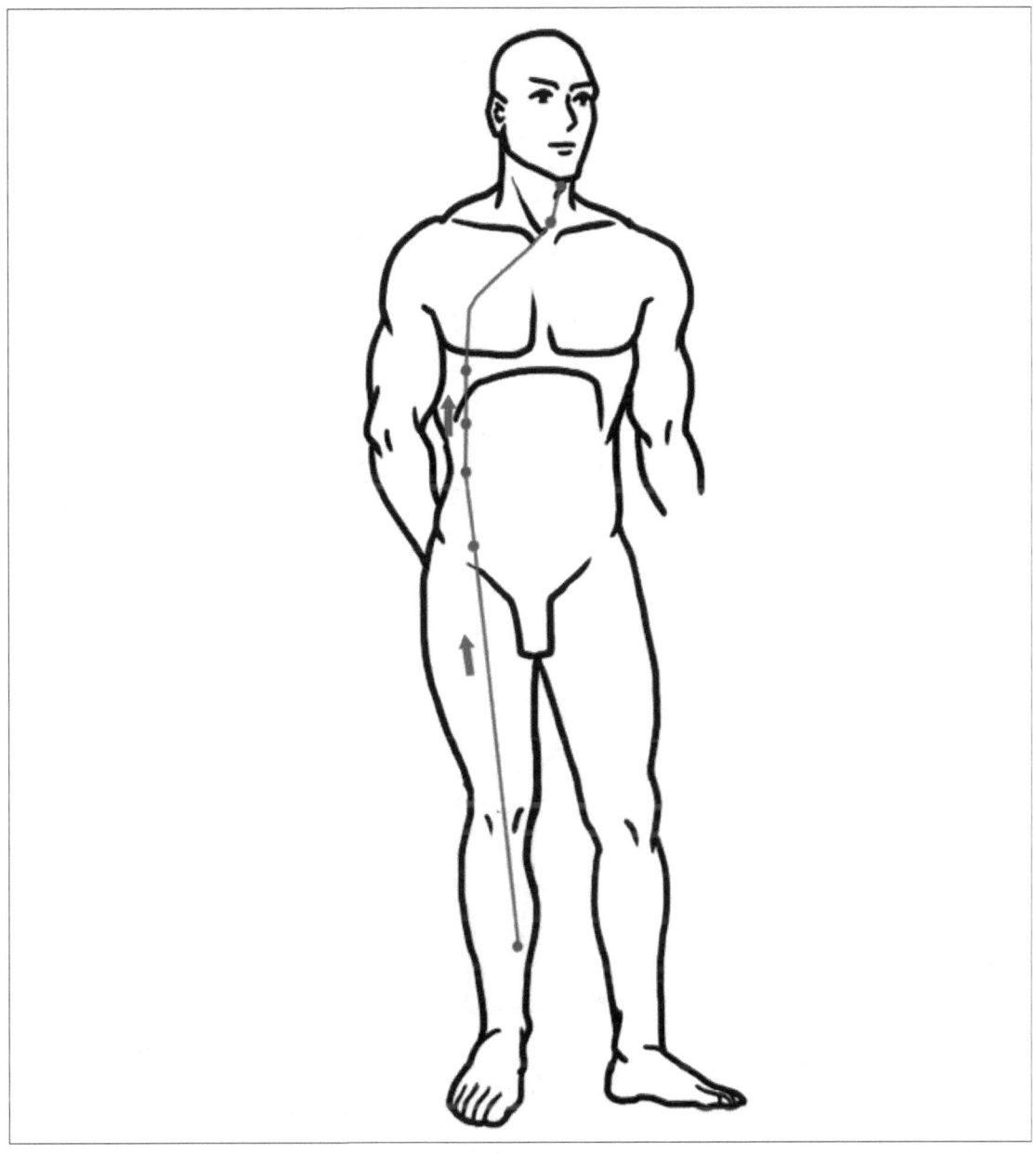

① 분포

　㉠ 종아리 안쪽의 축빈혈에서 시작하여 다리 안쪽을 지나 복부·흉부를 지나 목젖 부위 염천혈로 간다.

② 생리

　㉠ 유맥(維脈)은 인체의 음경과 양경을 구분하여 묶어주는 그물과 같은 맥이다.

　㉡ 음유맥은 '유락제음(維絡諸陰)'하며, 음경(陰經)의 연계를 강화하고, 인체의 내부를 주관한다.

　㉢ 유맥(維脈)은 영기와 위기(營衛)의 기능을 돕는데, 음유맥은 내부의 영기(裏營)와 연관된다.

③ 병리

　㉠ 음유맥의 병증은 고심통(苦心痛)이다.

　㉡ 심통 이외에도 협통, 복통, 흉통 등 리증(裏證)이 나타날 수 있다.

8. 양유맥(陽維脈): [기시]金門 - [종지]瘂門 - [병증]苦寒熱 - [이명]維絡諸陽

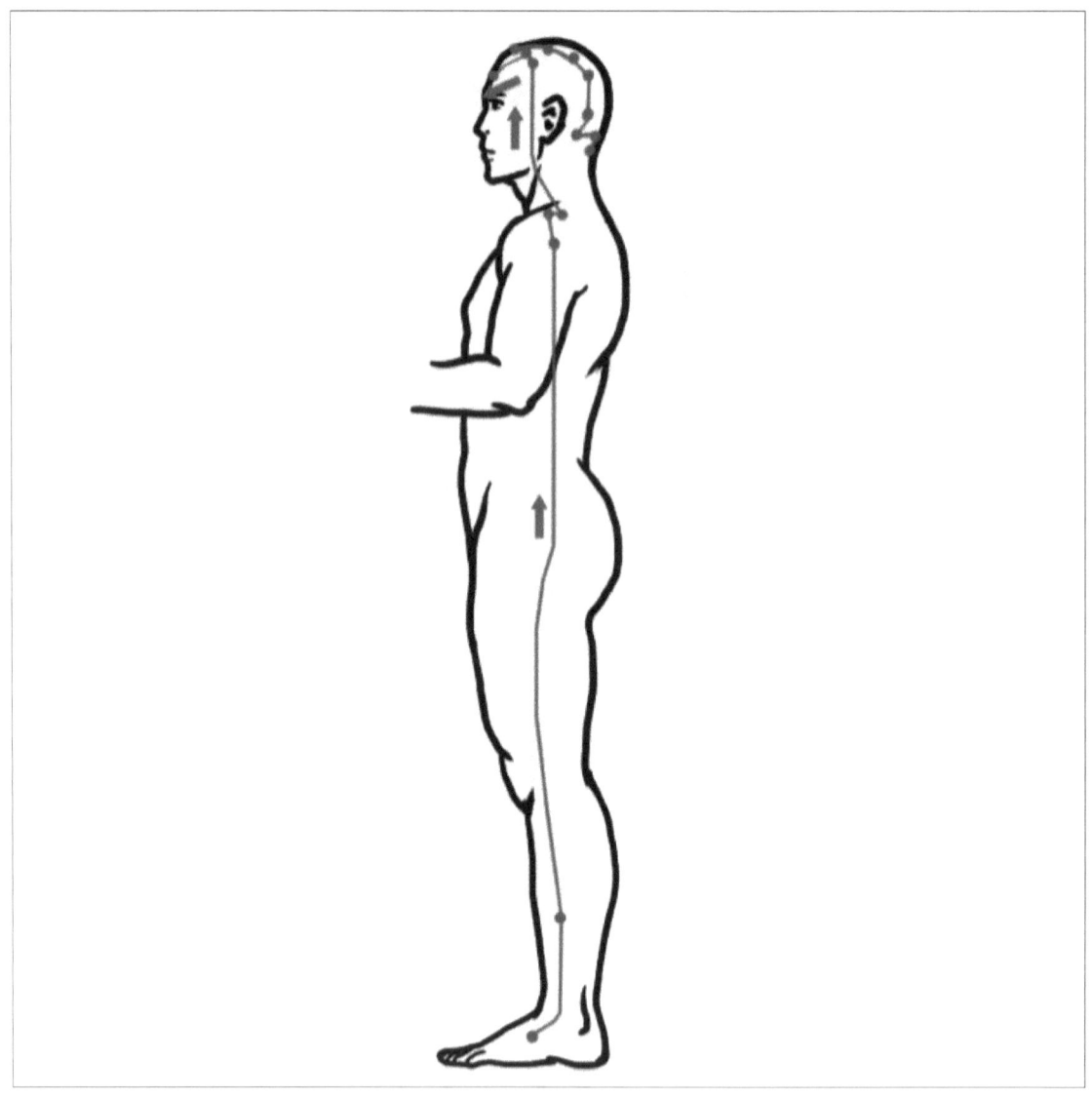

① 분포
   ㉠ 외과(外踝)의 전하방(前下方) 금문혈에서 시작해 측두부로 상행하여 앞이마의 모서리를 거쳐 다시 뒷통수의 옆면으로 간다. 이후 뒷목의 가운데 정중앙 선에 위치한 아문혈에서 독맥과 만난다.

② 생리
   ㉠ 유맥(維脈)은 인체의 음경과 양경을 구분하여 묶어주는 그물과 같은 맥이다.
   ㉡ 양유맥은 '유락제양(維絡諸陽)'하며, 양경(陽經)의 연계를 강화하고, 인체의 외부를 주관한다.
   ㉢ 유맥(維脈)은 영기와 위기(營衛)의 기능을 돕는데, 양유맥은 외부의 위기(表衛)와 연관된다.

③ 병리
   ㉠ 양유맥의 병증은 고한열(苦寒熱)이다.
   ㉡ 오한발열이 장시간 나아지지 않는 증상 이외에도 감기 증상, 열병 등 표증(表證)이 나타날 수 있다.

03. 단원별 암기내용

※ 경락에서 꼭 외워야 할 것

① 오수혈(五輸穴)
: 손발 끝에서 팔꿈치 및 슬관절의 사이에 있는 5개의 혈자리 조합을 말한다. 십이경맥(十二經脈)에 각각 정(井), 형(榮), 수(腧), 경(經), 합(合)의 5개 혈이 있어 총 60개의 혈을 지칭한다.

㉠ 양경의 오수혈

경별(經別)	오수혈(五腧穴)				
	정(井)[금(金)]	형(榮)[수(水)]	수(腧)[목(木)]	경(經)[화(火)]	합(合)[토(土)]
대장(大腸)[금(金)]	상양(商陽)	이간(二間)	삼간(三間)	양계(陽谿)	곡지(曲池)
위(胃)[토(土)]	여태(厲兌)	내정(內庭)	함곡(陷谷)	해계(解谿)	족삼리(足三里)
소장(小腸)[화(火)]	소택(少澤)	전곡(前谷)	후계(後谿)	양곡(陽谷)	외소해(外小海)
삼초(三焦)[상화(相火)]	관충(關衝)	액문(液門)	중저(中渚)	지구(支溝)	천정(天井)
방광(膀胱)[수(水)]	지음(至陰)	통곡(通谷)	속골(束骨)	곤륜(崑崙)	위중(委中)
담(膽)[목(木)]	규음(竅陰)	협계(俠谿)	임읍(臨泣)	양보(陽輔)	양릉천(陽陵泉)

㉡ 음경의 오수혈

경별(經別)	오수혈(五腧穴)				
	정(井)[목(木)]	형(榮)[화(火)]	유(腧)[토(土)]	경(經)[금(金)]	합(合)[수(水)]
폐(肺)[금(金)]	소상(少商)	어제(魚際)	태연(太淵)	경거(經渠)	척택(尺澤)
비(脾)[토(土)]	은백(隱白)	대도(大都)	태백(太白)	상구(商丘)	음릉천(陰陵泉)
심(心)[화(火)]	소충(少衝)	소부(少府)	신문(神門)	영도(靈道)	소해(少海)
심포(心包)[상화(相火)]	중충(中衝)	노궁(勞宮)	대릉(大陵)	간사(間使)	곡택(曲澤)
신(腎)[수(水)]	용천(湧泉)	연곡(然谷)	태계(太谿)	복류(復溜)	음곡(陰谷)
간(肝)[목(木)]	대돈(大敦)	행간(行間)	태충(太衝)	중봉(中封)	곡천(曲泉)

② 육부하합혈(六腑下合穴)

: 육부(六腑)의 병을 치료하는 대표적인 혈자리이다. 다리에 위치하고 있으면서 육부(六腑)의 부증(腑證)을 각각 치료한다. 오수혈(五腧穴)에서의 합혈(合穴)과 구별된다.

胃 →	足三里	↘
大腸 →	上巨虛 →	足陽明胃經 ↘
小腸 →	下巨虛 ↗	
膀胱 →	委中 →	足太陽膀胱經 → 足三陽經
三焦 →	委陽 ↗	
膽 →	陽陵泉 →	足少陽膽經 ↗

③ 팔맥교회혈(八脈交會穴)

: 손목과 발목 아래에 위치하고 있으면서, 기경팔맥과 교회(交會)하는 8개 혈이다.
  8개의 혈은 2개씩 쌍을 지어 4쌍을 이루고 있으며 기경팔맥이 모이는 부위의 병을 치료한다.

쌍	本經	팔맥교회혈명	교회한 기경팔맥	두 맥이 모이는 곳과 치료범위
1	足太陰(脾)	公孫	衝脈	心 胸 胃 (痛症을 爲主)
	手厥陰(心包)	內關	陰維	
2	手太陽(小腸)	後谿	督脈	目內眥 頸項(項强) 耳 肩胛 小腸 膀胱
	足太陽(膀胱)	申脈	陽蹻	
3	足少陽(膽)	足臨泣	帶脈	目外眥 耳後 頰 頸(膽經筋 異常時) 肩
	手少陽(三焦)	外關	陽維	
4	手太陰(肺)	列缺	任脈	肺系 咽喉 胸膈
	足少陰(腎)	照海	陰蹻	

④ 팔회혈(八會穴)

: 장(臟)·부(腑)·기(氣)·혈(血)·골(骨)·수(髓)·근(筋)·맥(脈)의 병을 다룰 수 있는 대표적인 여덟 혈자리

臟會	筋會	骨會	血會	腑會	脈會	髓會	氣會
章門	陽陵泉	大杼	膈兪	中脘	太淵	絶骨	膻中

⑤ 사관혈(四關穴)

: 손, 발에 각각 있는 합곡혈과 태충혈을 합하여 사관혈(四關穴)이라고 부른다. 체했을 때 사용한다. 막혀 있는 것을 뚫고 소통시켜주는 것에 중점을 둔다.

▶ 합곡(合谷), 태충(太衝).

⑥ 음양이총혈(陰陽二總穴)

: 기와 혈을 대표하는 혈자리로, 합곡과 삼음교를 지칭. 기혈을 조절하기 때문에 보사를 조절함으로써 기혈을 사하거나 보한다. 기혈을 안정화시키기 위해 사용한다.

▶ 姙婦二穴均順氣 調經理氣稍爲奇
▶ 合谷 (主氣天爲陽) 三陰交 (血池屬陰)

⑦ 중풍칠처혈(中風七處穴)

: 중풍 치료에 사용되는 일곱 개의 경혈 조합.

▶ 백회(百會), 곡빈(曲鬢), 견정(肩井), 풍시(風市), 곡지(曲池), 현종(懸鍾), 족삼리(足三里)

⑧ 각기팔처혈(脚氣八處穴)

: 각기병(脚氣病)을 치료할 때에 쓰는 8개의 혈(穴).

▶ 복토(伏兎), 독비(犢鼻), 족삼리(足三里), 상거허(上巨虛)
  하거허(下巨虛), 풍시(風市), 현종(懸鍾), 내슬안(內膝眼)

⑨ 거자(巨刺) vs 무자(繆刺)

	거자(巨刺)	무자(繆刺)
발병부위	病邪가 經脈에 있다.	病邪가 絡脈에 있다.
진단의 근거	病痛이 좌측에 있으면 우측의 맥상에도 병리 변화가 있다.	신체에 병통이 있어도 三部의 脈象에는 병리 변화가 없다.
자침 부위	刺經. 左側有病 則取右側經穴 右側有病 則取左側經穴	刺絡. 有關한 경맥의 四肢端의 井穴과 피부의 鬱血된 絡脈을 瀉한다.

⑩ 시동병(是動病)과 소생병(所生病)

	難經	難經經釋	楊康候	靈樞集註	十四經發揮
是動病	氣病(先病) 氣留而不行	本經의 병	在氣陽衛 病在外	外因의 所致	經絡의 병
所生病	血病(後病) 血凝而不濡	他經의 병	在血陰營 病在于裏	內因의 所致	臟腑의 병

㉠ 시동병(是動病)

· 經絡의 病變이 그 經絡自體에서 생긴 原發性인 것
· 本經脈의 經氣運行의 변동으로 인한 病理현상

㉡ 소생병(所生病)

· 經絡의 病變이 그 臟腑의 疾患에 의해서 所屬經絡에까지 파급된 續發性
· 本經脈이 主治할 수 있는 病證의 범위

⑪ 십이경맥 주요내용 정리표

經絡	穴數	脈長	流注從注	屬絡	起始穴絡止穴	氣血多少	井 木,金	滎 火,水	俞 土,木	經 金,火	合 水,土	原	絡	郄	募	背俞	時間 陰,陽
肺經	11	3尺 5寸	從胸 走手	屬肺 絡大腸	中府 少商	氣多血少	少商	魚際	太淵	經渠	尺澤	太淵	列缺	孔最	中府	肺俞	AM3~5
大腸經	20	5尺	從手 走頭	屬大腸 絡肺	商陽 迎香	氣多血多	商陽	二間	三間	陽谿	曲池	合谷	偏歷	溫溜	天樞	大腸俞	5~7
胃經	45	8尺	從頭 走足	屬胃 絡脾	承泣 厲兌	氣多血多	厲兌	內庭	陷谷	解谿	足三里	衝陽	豊隆	梁丘	中脘	胃俞	7~9
脾經	21	6尺 5寸	從足 走胸	屬脾 絡胃	隱白 大包	氣多血少	隱白	大都	太白	商丘	陰陵泉	太白	公孫 大包	地機	章門	脾俞	9~11
心經	9	3尺 5寸	從胸 走手	屬心 絡小腸	極泉 少衝	氣多血少	少衝	少府	神門	靈道	少海	神門	通里	陰郄	巨闕	心俞	11~13
小腸經	19	5尺	從手 走頭	屬小腸 絡心	少澤 聽宮	氣少血多	少澤	前谷	後谿	陽谷	小海	腕骨	支正	養老	關元	小腸俞	PM1~3
膀胱經	67	8尺	從頭 走足	屬膀胱 絡腎	睛明 至陰	氣少血多	至陰	足通谷	束骨	崑崙	委中	京骨	飛揚	金門	中極	膀胱俞	3~5
腎經	27	6尺 5寸	從足 走胸	屬腎 絡膀胱	湧泉 俞府	氣多血少	湧泉	然谷	太谿	復溜	陰谷	太谿	大鍾	水泉	京門	腎俞	5~7
心包經	9	3尺 5寸	從胸 走手	屬心包 絡三焦	天池 中衝	氣少血多	中衝	勞宮	大陵	間使	曲澤	大陵	內關	郄門	膻中	厥陰俞	7~9
三焦經	23	5尺	從手 走頭	屬三焦 絡心包	關衝 絲竹空	氣多血少	關衝	液門	中渚	支溝	天井	陽池	外關	會宗	石門	三焦俞	9~11
膽經	44	8尺	從頭 走足	屬膽 絡肝	瞳子髎 竅陰	氣多血少	足竅陰	俠谿	足臨泣	陽輔	陽陵泉	丘墟	光明	外丘	日月	膽俞	11~13
肝經	14	6尺 5寸	從足 走胸	屬肝 絡膽	大敦 期門	氣少血多	大敦	行間	太衝	中封	曲泉	太衝	蠡溝	中都	期門	肝俞	AM1~3

문영

약 력

우석대학교 한의과대학
고려대학교 학사 졸업
서울대학교 석사 졸업

대한통합방제한의학회 학술위원
현) 동제편입학원 한의학 전담교수